3. Stufe
Psyche harmonisieren

- Kinesiologie, Bach-Blüten, Chakren und Steine, Homöopathika; Sport und Sauna
- Eventuell Unterstützung in einer naturheilkundlichen Praxis mit Psychokinesiologie

2. Stufe: Darm sanieren

- Darmflora aufbauen
- Beseitigung von Durchfall und Verstopfung
- Beseitigung eines Pilz- und Parasitenbefalls
- Eventuell Unterstützung in einer naturheilkundlichen Praxis mit Colon-Hydrotherapie

Falls Stufe 2 noch nicht zum erwünschten Erfolg geführt hat, startet nach 3 Wochen die Stufe 3

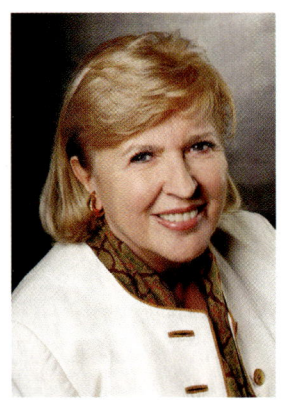

Dr. rer. nat. Vera Rosival

Bereits während ihres Chemiestudiums beschäftigte sich die Autorin mit den Auswirkungen von Umweltbelastungen auf die Gesundheit. Seit Beginn ihrer Praxistätigkeit als Heilpraktikerin 1981 widmet sie sich der Stoffwechselregulation bei chronischen Erkrankungen und Allergien mithilfe naturheilkundlicher Verfahren. Ihre langjährige Erfahrung vermittelt die Autorin durch Kurse und Weiterbildungsveranstaltungen an Ärzte, Heilpraktiker und Laien. Daneben schrieb sie viele Bücher über Naturheilkunde und Homöopathie.

Dr. rer. nat. Vera Rosival

Das natürliche Allergie-Stopp-Programm

- Mit wirksamen Methoden den Körper stark machen
- So aktivieren Sie Ihr Schutzschild gegen Allergene
- Ganz schnell allergiefrei

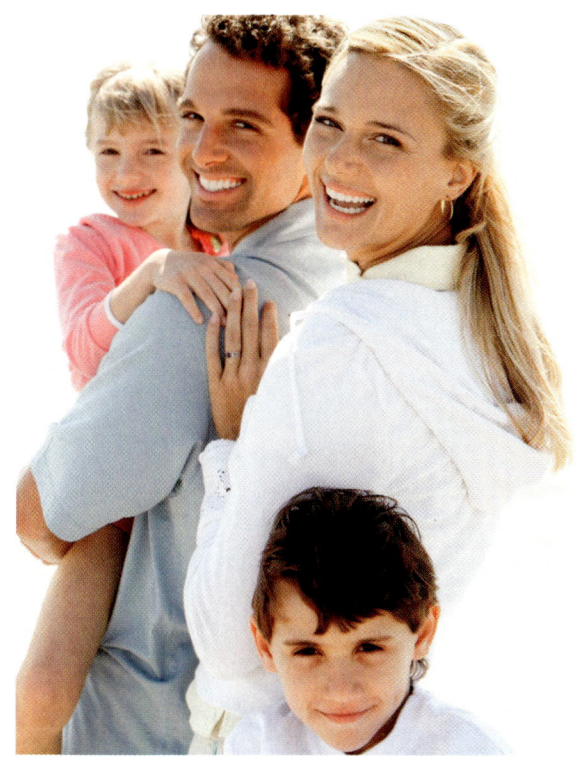

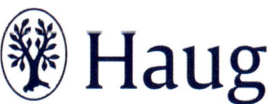

Das natürliche Allergie-Stopp-Programm

Allergien auf dem Vormarsch

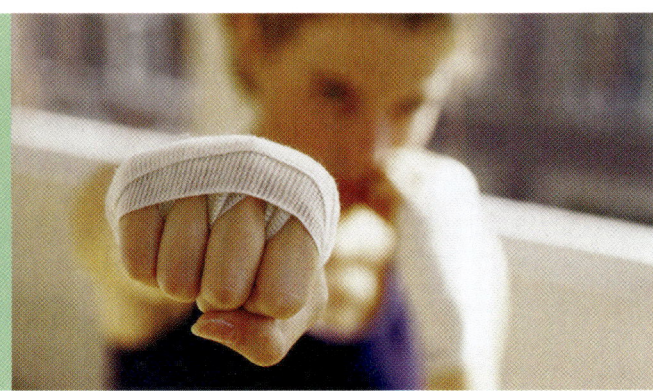

Allergien machen das Leben schwer	12
▌ Was bedeutet „Allergie"?	13
▌ Was unser Immunsystem beeinflusst	14
▌ Unser Immunsystem	16
▌ Wie wird eine Allergie nachgewiesen und behandelt?	18
▌ Weitere Störungen des Immunsystems	20
Reaktionen, die einer Allergie ähneln	21
▌ Pseudoallergien und Unverträglichkeitsreaktionen	21
▌ Zöliakie	22
▌ Milchunverträglichkeit und Fruktose-Intoleranz	23

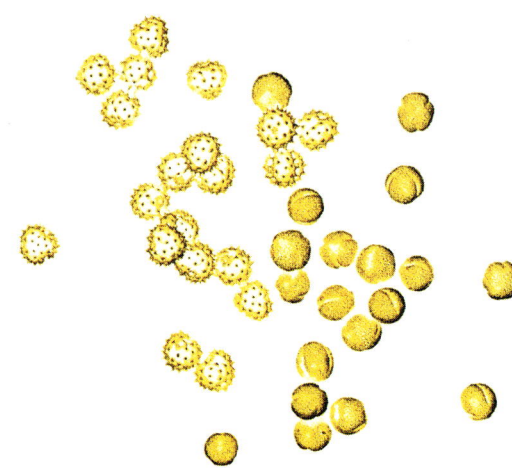

Inhalt

Säulen der Gesundheit

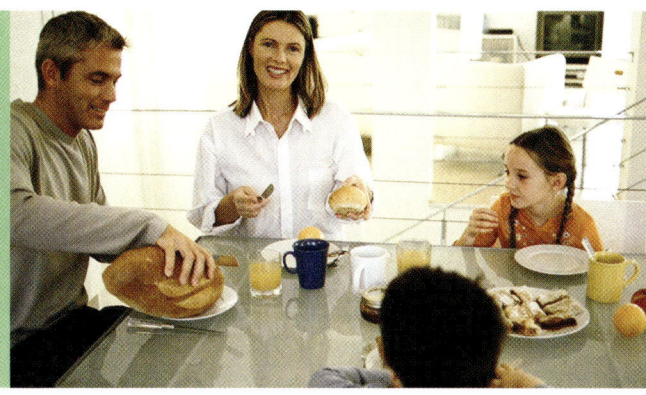

Der Stoffwechsel muss „rund" laufen 26

- Der Eiweißstoffwechsel 27
- Der Kohlenhydratstoffwechsel 32
- Der Fettstoffwechsel 34
- So bringen Sie den Stoffwechsel auf Trab 36
- Stress belastet die Verdauung 38

Die Ernährung spielt eine wichtige Rolle 39

- Wie viel und welches Eiweiß? 41
- Mineralstoffe und Spurenelemente 42
- Vitamine 43
- Vitamine sind lebenswichtig 44

Umweltbelastungen durch Gifte 47

Gesundheitsblockaden mildern und beseitigen 48

- Narben stören den Energiefluss 48
- Sind Ihre Zähne in Ordnung? 49
- Störfelder in der Umgebung 50
- Wenn die Psyche nicht gesund werden lässt 53

5

Das natürliche Allergie-Stopp-Programm

Das natürliche Allergie-Stopp-Programm

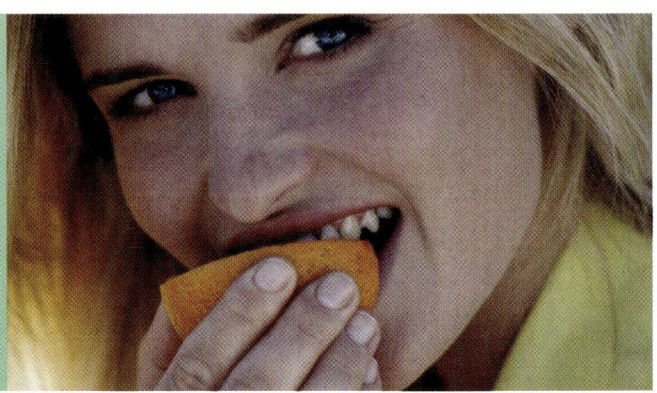

- Allergiefrei in drei Stufen — 56

1. Stufe: Stoffwechsel optimieren — 58

- Ernährungsumstellung bildet die Grundlage — 58
- Verdauung anregen mit naturheilkundlichen Mitteln — 63
- Sanfte Medizin: Phytotherapie und Homöopathie — 66

Zwischenschritt: 1 Woche entsäuern — 68

- Mineralstoffe mit Macht — 68
- Wie geht es weiter? — 71

2. Stufe: Darm sanieren — 72

- Darmflora aufbauen — 73
- Verstopfung: So bekommen Sie einen trägen Darm wieder munter — 75
- Durchfall stoppen — 77
- Pilzbefall beseitigen — 78
- Was tun bei Parasitenbefall? — 79
- Unterstützung durch einen Therapeuten — 81
- Wie geht es weiter? — 85

3. Stufe: Psyche harmonisieren — 86

- Die wichtigste Frage: Wollen Sie wirklich gesund werden? — 87
- Kinesiologie: Die Sprache des Körpers — 89
- Bach-Blüten bringen ins seelische Gleichgewicht — 90
- Entspannung über die Chakren — 98
- Homöopathie für die Psyche — 103
- Psychokinesiologie — 105
- Einfach die Seele baumeln lassen … — 106

Unterstützung in einer Naturheilkundepraxis — 108

- Neuraltherapie — 108
- Homöopathie — 108
- Akupunktur — 109

Inhalt

Behandlung der wichtigsten Allergien

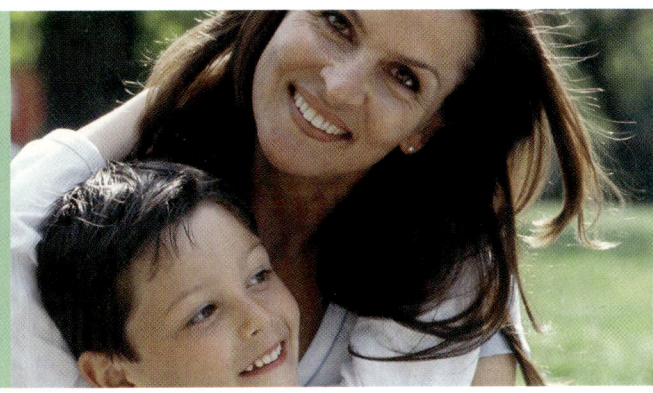

Laufende Nase, tränende Augen: Heuschnupfen — 112
- Selbstbehandlung — 112
- Unterstützung durch einen Therapeuten — 113

Hautprobleme: Neurodermitis, Ekzeme & Co. — 115
- Selbstbehandlung — 116
- Unterstützung durch einen Therapeuten — 118

Husten, Bronchitis und Asthma — 119
- Selbstbehandlung — 119
- Unterstützung durch einen Therapeuten — 122

Reaktionen auf Insektenstiche — 123
- Selbstbehandlung — 123
- Unterstützung durch einen Therapeuten — 125

Wenn das Essen Probleme macht — 126
- Selbstbehandlung — 126
- Unterstützung durch einen Therapeuten — 127

Allergien vorbeugen mit Mineralstoffen — 131
- Schüßler-Salze für das Gleichgewicht im Mineralienhaushalt — 133

Infos für Therapeuten — 138

Adressen, die weiterhelfen — 144

Literatur — 145

Register — 146

Vorwort

Liebe Leser,

wenn Sie zu diesem Buch gegriffen haben, dann vermutlich deshalb, weil Sie selbst oder ein nahes Familienmitglied den Stempel „Allergiker" tragen. Und Sie haben sicher bereits eine ganze Anzahl von Methoden versucht, um diese lästigen Überreaktionen des Körpers zu mildern oder loszuwerden. Eine wichtige schulmedizinische Vorgehensweise ist das Meiden der Allergene – sofern diese bekannt sind und es sich nur um wenige Substanzen handelt, ist das praktikabel. Was tut jedoch derjenige, der nicht nur auf Birkenpollen reagiert, sondern auch bei Kontakt mit Gräser- und Haselnusspollen und noch unzähligen anderen zu niesen und zu husten beginnt und sich deshalb im Frühjahr nicht mehr aus dem Haus wagt? Der kein Obst mehr anfasst geschweige denn isst, weil er mittlerweile nicht nur auf Äpfel, sondern auch auf Kiwis, Orangen, Bananen, Papayas und Nüsse mit Hautausschlag reagiert? Der im Sommer beim Anblick einer Wespe panisch das Weite sucht, weil ein Insektenstich bei ihm eine mehrere Tage anhaltende, schmerzhafte Schwellung auslöste? Ein allzu bemühtes Meiden von Allergenen bewirkt oft nur, dass sich diese Menschen gestresst fühlen – aber gerade psychischer Stress setzt das ohnehin schon überreagierende Immunsystem noch mehr unter Druck. Offenbar besteht eine wachsende Tendenz, dass das Immunsystem des heutigen Menschen auf eigentlich harmlose Substanzen überschießend reagiert. Die Gründe sind vielfältig – neben einer erblichen Veranlagung spielen hier insbesondere Faktoren wie innerer und äußerer Stress sowie Umweltgifte eine Rolle, aber auch industriell gefertigte Nahrung, die nur noch wenige Vitamine und Mineralstoffe enthält, dafür aber eine Unmenge von Stoffen, die künstlich zugesetzt wurden.

Ständig vor Allergenen zu flüchten bedeutet Stress.

Bei Allergieneigung ist eine naturbelassene Nahrung am besten.

Vorwort

In meine naturheilkundliche Praxis kommen immer mehr Allergiker, weil ihnen die schulmedizinische Allergietherapie mit Allergenvermeidung, Antihistaminika, Symptombehandlung mit Augentropfen, Nasen- und Asthmasprays oder Hyposensibilisierung auf Dauer nicht geholfen hat. Mein grundlegender Behandlungsansatz besteht darin, den Körper von innen heraus so zu stabilisieren, dass er stark genug wird, um den Allergenen auf angemessene Weise zu begegnen und sich nicht mit einer Überreaktion selbst zu schaden. Von innen heraus heißt, dass zunächst die Verdauung sowie die größte Kontaktfläche des Körpers, der Darm, wieder in Ordnung gebracht werden, denn eine Allergie wird vorrangig durch einen aus dem Gleichgewicht geratenen Stoffwechsel aufrechterhalten.

Eine Allergie wird durch einen entgleisten Stoffwechsel aufrechterhalten.

Aus naturheilkundlichen Methoden, die ich seit Langem erfolgreich in meiner Praxis anwende, habe ich Ihnen ein dreistufiges Allergie-Stopp-Programm zusammengestellt. Oft genügt bereits die sorgfältige Durchführung der Stufe 1 (Stoffwechsel optimieren), um die Allergieerscheinungen deutlich zu mildern oder sogar zu beseitigen. In der 2. Stufe steht eine gründliche Sanierung des Darms im Mittelpunkt. Die 3. Stufe betrifft den Bereich der Psyche und kommt zum Einsatz, um die beiden ersten Stufen zur vollen Wirkung zu bringen. Den überwiegenden Teil der Methoden können Sie selbst durchführen, dennoch empfehle ich Ihnen, Unterstützung durch einen erfahrenen Therapeuten zu suchen, denn er weiß noch einige weiterreichende Maßnahmen anzuwenden, damit sich Ihre Bereitschaft zu Allergien von innen heraus verringert. Ich wünsche Ihnen eine stabile Gesundheit!

Auch die Psyche spielt eine wichtige Rolle.

Dr. rer. nat. *Vera Rosival*

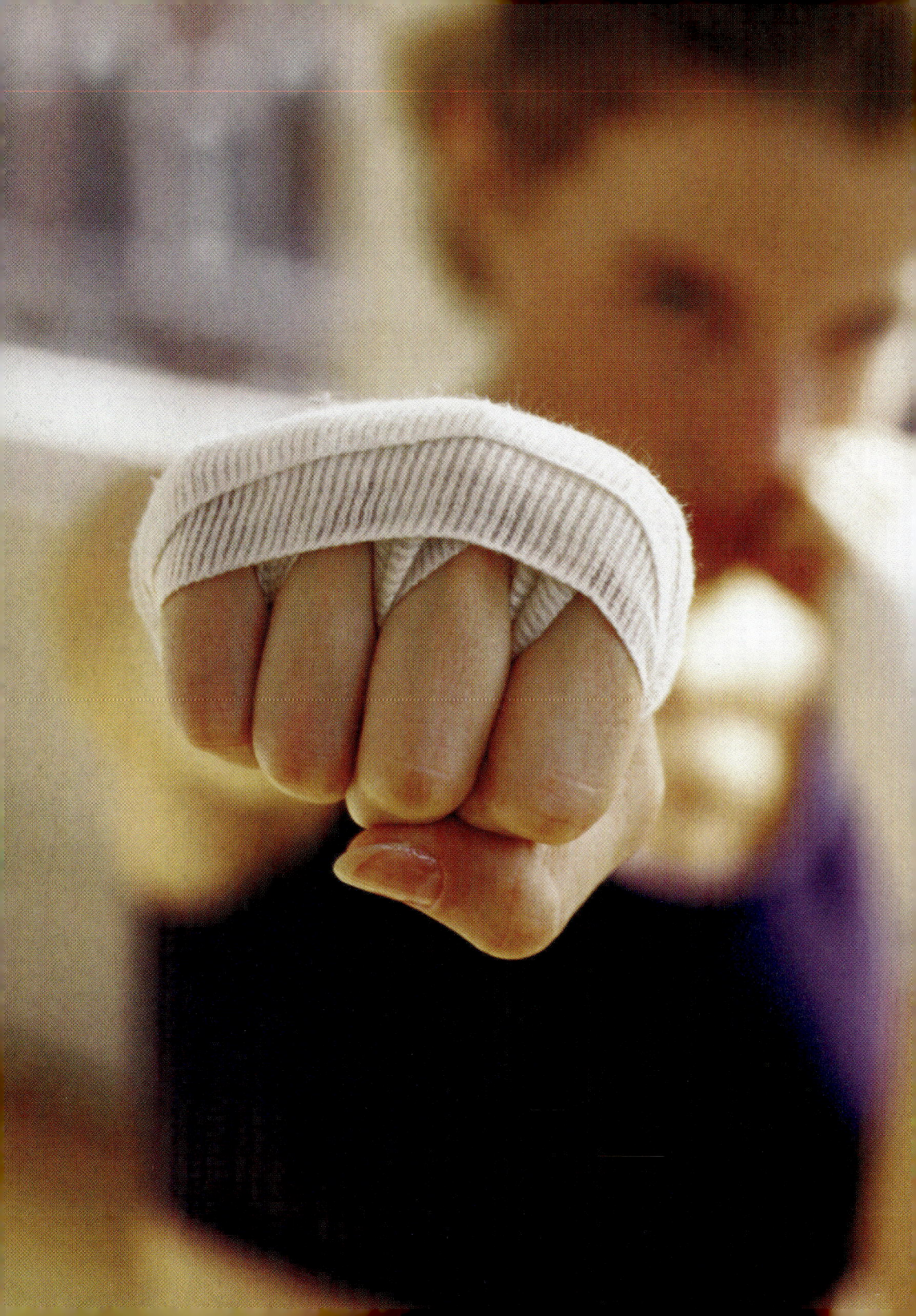

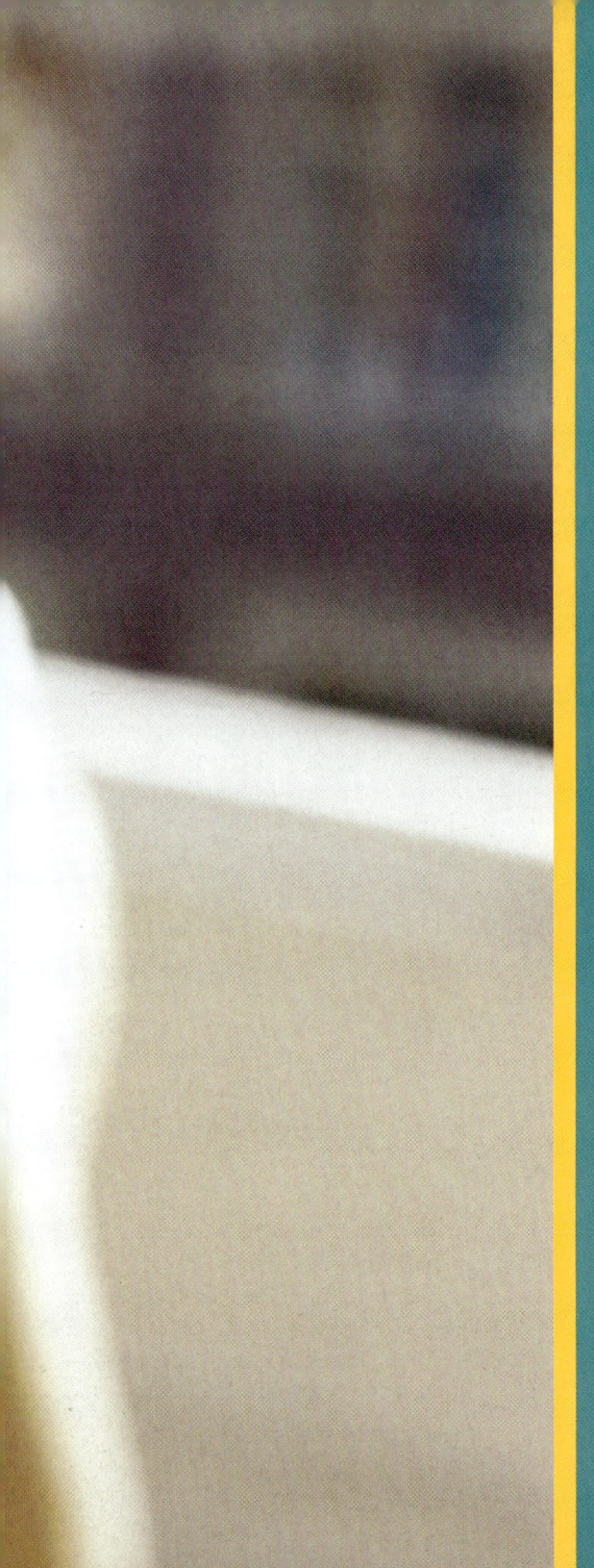

Allergien auf dem Vormarsch

Umweltgifte, Stress, erbliche Belastung, industriell gefertigte Nahrungsmittel – die Gründe für den Anstieg allergischer Erkrankungen sind vielfältig. Diesen Faktoren ist man jedoch nicht hilflos ausgesetzt: Ein Organismus mit starken Schutzschilden bietet den allgegenwärtigen Allergenen Paroli.

Allergien machen das Leben schwer

Stress fördert die Allergiebereitschaft.

Heute leidet bereits jeder dritte Deutsche an einer Allergie – da Sie dieses Buch in den Händen halten, gehören Sie oder Ihr Kind vermutlich ebenfalls zu dieser Gruppe. Mit diesen Zahlen nähern wir uns langsam, aber unaufhaltsam den Verhältnissen in den USA, wo fast jeder eine Allergie aufweist. Die Gründe für diesen Anstieg sind vielfältig. Einerseits spielen erbliche Vorbelastungen eine wichtige Rolle, andererseits sind wir auch von außen in zunehmendem Maße allergisierenden Belastungen aus Umwelt und Nahrung ausgesetzt. Außerdem steigt der Stresspegel in allen Lebensbereichen stetig an und setzt unserem Nervenkostüm zu. Dies alles führt zu Überempfindlichkeitsreaktionen des Immunsystems, was beispielsweise nach Einatmen von Pollen, Stäuben oder Tierhaaren zu Atemnot führt oder nach dem Genuss bestimmter Nahrungsmittel zu Bauchweh und Blähungen. Weniger bekannte Auslöser sind Parasiten sowie Pilze. Auch Reaktionen auf Metallverbindungen, beispielsweise Chrom oder Nickel, und auf Farb- und Zusatzstoffe sind bekannt.

Oft macht einem Allergiker nicht nur eine einzelne Substanz zu schaffen, sondern auch sogenannte Kreuzallergien. Dann weiß eine Krankenschwester zwar, dass sie bei den Schutzhandschuhen statt Latex besser andere Materialien verwenden sollte, weil Latex bei ihr zu

Info

Symptome einer „Allergie"

- Atemwege: Schnupfen, Nasennebenhöhlenentzündung, Husten, Asthma, Atemnot
- Haut: Quaddeln, Ekzeme, Neurodermitis, Jucken, Rötungen, Schwellungen, offene Stellen
- Augen: Juckreiz, Rötungen, Schwellungen, Bindehautentzündung
- Verdauungstrakt: Übelkeit, Krämpfe, Durchfall, Verstopfung, aufgetriebener Leib, Blähungen
- Sonstige: Müdigkeit, Konzentrationsstörungen, niedriger Blutdruck, Kopfschmerzen, Migräne, Schlaflosigkeit, Depressionen

Hautreaktionen führt. Aber auch der Kontakt mit einer Kiwi oder einer Banane löst diese Reaktionen aus, ja sogar der Milchsaft einer Zimmerpflanze wie der Birkenfeige – ein Irrgarten! Was muss man meiden? Was darf man nicht mehr essen? Wo muss man aufpassen? Stress pur, der das Leben zusätzlich schwer macht.

Warum sind nun manche Menschen gar nicht von diesen Reaktionen betroffen und anderen juckt bereits beim Anblick einer blühenden Wiese die Nase? Einerseits spielt hier wie gesagt die erbliche Veranlagung eine Rolle, andererseits aber auch die Art und Weise, wie effektiv und angemessen ein Organismus äußere Einflüsse abwehrt. Wenn der Körper und seine Schutzschilde geschwächt sind, dann steckt dahinter immer auch ein Stoffwechsel, der nicht mehr optimal funktioniert.

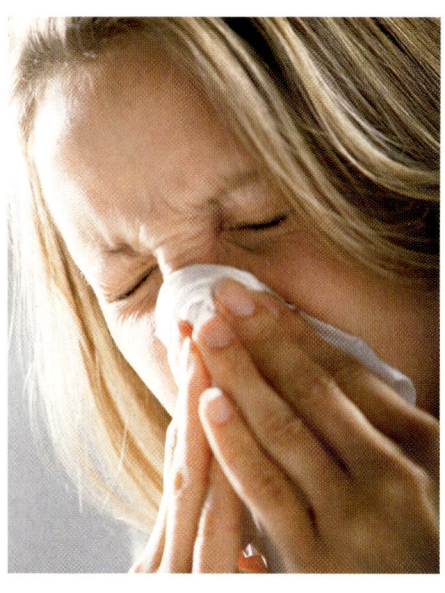

▲ Überreaktionen auf Stoffe aus der Umwelt beruhen meist auf einem entgleisten Stoffwechsel.

Was bedeutet „Allergie"?

Das Wort Allergie stammt aus dem Griechischen und bedeutet „die Fremdreaktion". Damit wird eine unerwünscht heftige Abwehrreaktion des Körpers auf bestimmte und normalerweise harmlose Umweltstoffe (Allergene) bezeichnet. Nicht jede unerwünscht heftige Reaktion des Körpers auf einen Außenreiz ist jedoch wirklich eine „Allergie", bei der das Immunsystem des Körpers mit der Bildung von Antikörpern und mit Entzündungszeichen wie Juckreiz, geröteten Augen oder Quaddeln auf der Haut reagiert. Jemand, der ein bestimmtes Nahrungsmittel nicht verträgt und darauf mit Durchfall oder Blähungen reagiert, bezeichnet sich häufig ebenfalls als „Allergiker", obwohl hier das Immunsystem nicht beteiligt ist, sondern bei-

Nicht jede Überreaktion ist eine „echte" Allergie.

13

Allergien auf dem Vormarsch

spielsweise ein wichtiges Verdauungsenzym fehlt oder ein bestimmter Stoff vom Körper nicht vertragen wird. Letztendlich mindern alle diese Reaktionen – ob mit oder ohne Beteiligung des Immunsystems – die Lebensqualität.

- Alle uns umgebenden Stoffe können eine Allergie auslösen – allerdings reagiert ein gesunder Mensch mit einem funktionierenden Abwehrsystem nicht überschießend, sondern die Abwehrreaktionen verlaufen weitgehend unbemerkt.

Bei einer Allergie reagiert der Körper überschießend auf die unterschiedlichsten Stoffe aus der Umwelt.

Auslösefaktoren für eine Allergie sind stets harmlose, teils für den Körper sogar nützliche oder lebensnotwendige Dinge. Eigentlich ist es „verrückt", dass die Abwehr hier zuschlägt – Allergien beruhen gewissermaßen auf einer Fehleinschätzung des Körpers.

Was unser Immunsystem beeinflusst

Die Vererbung spielt eine wichtige Rolle bei der Entstehung einer Allergie. Inzwischen wurden mehr als 50 verschiedene Gene nachgewiesen, die eine Allergiebereitschaft begünstigen, indem sie beispielsweise die Aufnahmebereitschaft des Körpers für die Allergene oder die Reaktionsbereitschaft des Immunsystems erhöhen.

So kann bei genetischer Disposition schon eine Schutzimpfung eine Allergie auslösen: Bei einer Schutzimpfung werden Antigene in den Körper gespritzt, die das Immunsystem veranlassen sollen, beim nächsten Kontakt mit diesen Antigenen Schutzstoffe (Antikörper) zu bilden, die diese Antigene unschädlich machen. Besteht eine entsprechende

Info

So gelangen Fremdstoffe in unseren Körper

- Atemwege: Blütenpollen, Hausstaubmilben, Schimmelpilzsporen, Lösungsmitteldämpfe
- Direkter Hautkontakt: Tierhaare, Blütenpollen, Kosmetika, Latex, Metalle, Insektengifte
- Verzehr: Milch, Fisch, Getreide, Medikamente

Allergien machen das Leben schwer

genetische Bereitschaft, reagiert das Immunsystem bereits bei dieser Impfung sowie bei allen folgenden Antigenkontakten überschießend. Besonders bei einer Neigung zu Allergien ist bei Impfungen Vorsicht geboten: Impfstoffe enthalten viele Zusatzstoffe wie Zucker, Formaldehyd, Antibiotika und Quecksilber, die den Körper belasten und zu schwerwiegenden gesundheitlichen Problemen führen können, die die Vorteile einer Impfung mindern.

Das Für & Wider von Impfungen sollte sorgfältig abgewogen werden.

Eine „falsche" Ernährung belastet sowohl ein genetisch vorbelastetes als auch ein gesundes Immunsystem: Einerseits wird der Organismus durch eine Unterversorgung mit lebenswichtigen Vitaminen und Spurenelementen geschwächt, andererseits setzen ihm Konservierungs- und Farbstoffe zu, aber auch Substanzen, die von Natur aus in Nahrungsmitteln enthalten sind, beispielsweise das Histamin in Fisch oder Tyramin in Käse und Wein.

Unsere Körperoberfläche sowie unser Verdauungstrakt sind normalerweise gut funktionierende Schutzbarrieren. Ist jedoch die Darmflora durch Antibiotika oder andere Medikamente in Mitleidenschaft gezogen, oder unsere Hautflora durch übertriebenen Einsatz von „Hautpflegemitteln" geschwächt, ist diese Schutzbarriere nur noch eingeschränkt funktionstüchtig.

> **Mein Tipp**
>
> **„Hautpflege" nicht übertreiben**
>
> Hautprobleme sind ein Hinweis auf einen gestörten Stoffwechsel. Cremes und Salben können hier nur vorübergehend Linderung verschaffen. Wenn der Stoffwechsel gut funktioniert, brauchen Sie Ihre Haut nach dem Duschen oder Baden nicht einzucremen, da dies der Körper mithilfe der Rückfettung selbst erledigt. Dann kann die Haut auch besser atmen. Für das abendliche Bad empfehle ich zur Entsäuerung 1 EL Natrium carbonicum crudum oder Meersalz und einige Tropfen Öl (Rose, Lavendel) ins Wasser zu geben.

Nicht zu vernachlässigen ist der psychische Aspekt. Hat ein Mensch bereits einmal überschießend auf einen Insektenstich reagiert, so wird der Betreffende mit Angst reagieren, wenn er eine Wespe sieht – und Angst bedeutet Stress für das Immunsystem.

Allergien auf dem Vormarsch

Unser Immunsystem

In unserer Umwelt befinden sich eine Vielzahl von Fremdkörpern wie Bakterien, Viren, Pilze und Parasiten, die teils lebensgefährliche Infektionen hervorrufen können. Das Immunsystem ist ein komplexes System unseres Körpers zur Abwehr und Vernichtung dieser Fremdkörper (Antigene). Es wird aber auch aktiv, um eigene Zellen zu vernichten, die der Körper als fehlerhaft erkennt. Wenn im Rahmen einer Therapie fremde Zellen in den Organismus eingebracht werden, beispielsweise bei Organtransplantationen, werden sogenannte Immunsuppressiva verabreicht. Diese Substanzen sollen das Immunsystem ausschalten, damit der Körper das transplantierte Organ nicht abstößt.

Zunächst wehrt unser Organismus Fremdkörper auf physikalisch-chemischem Wege ab und entlastet so das eigentliche Immunsystem, damit es nicht ständig in Aktion treten muss. Zu diesen Barrieren gehören
- die Hornhaut,
- die Salzsäure im Magen,
- die Ausschüttung von Bakterien hemmenden Substanzen im Speichel und in der Bauchspeicheldrüse
- die Schleimhäute mit ihren Sekreten im Mund-, Nasen- und Rachenraum sowie im Darm.

Erst wenn es einem Krankheitserreger gelingt, diese Barrieren zu überwinden, tritt das eigentliche Immunsystem auf den Plan. Hierzu gehören Fresszellen, die im Blut patrouillieren und eindringende Fremdkörper einfach auffressen. Dieses sogenannte unspezifische Immunsystem reagiert zwar beim ersten Kontakt mit einem Fremdkörper, kann sich aber beim nächsten Kontakt nicht mehr an den Eindringling erinnern und muss dann wieder erneut „hochgefahren" werden – das kostet Energie.

Viel effizienter ist deshalb die spezifische Immunabwehr, weil sie sich an den Eindring-

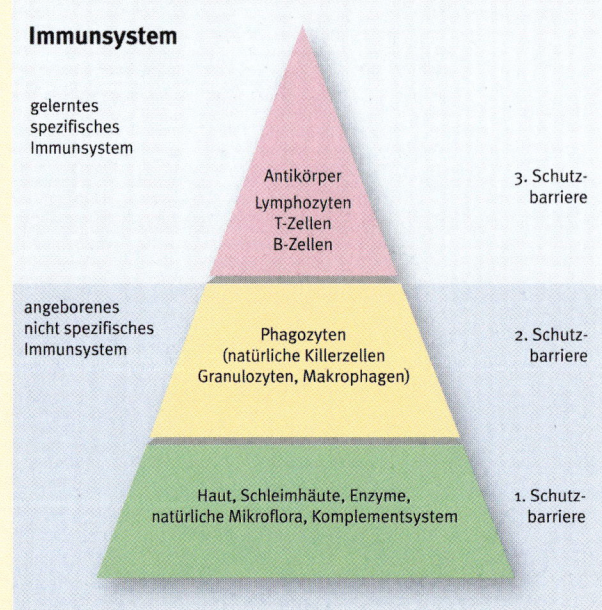

◀ Die Komponenten des Immunsystems.

ling erinnern und wesentlich schneller Abwehrmaßnahmen ergreifen kann. Dadurch können wiedererkannte Fremdkörper ohne unnötigen Zeitverlust eliminiert werden. Zur spezifischen Immunabwehr gehören die Lymphozyten. Nachdem sie die Eindringlinge wiedererkannt haben, produzieren sie sogenannte Antikörper (Immunglobuline), körpereigene Eiweißmoleküle, die sich an die im Blut zirkulierenden Fremdkörper (Antigene) anheften und sie unschädlich machen.

Unter Immunität versteht man die Unempfindlichkeit oder Unempfänglichkeit des Organismus gegenüber äußeren Angriffen. Immun ist ein Organismus, wenn er beim ersten Kontakt Antikörper gegen das Antigen gebildet hat, die bei einem erneuten Kontakt sofort in Aktion treten und das Antigen vernichten können. Dieser Prozess verläuft meistens völlig unbemerkt. Durch Schutzimpfungen wird versucht, diese Immunität zu erreichen: Der Körper wird mit abgeschwächten Antigenen konfrontiert und produziert daraufhin entsprechende Antikörper.

Immunglobuline machen Antigene unschädlich

Es gibt verschiedene Immunglobuline, die bei Blutuntersuchungen und anderen Tests nachgewiesen werden können. Sie können Hinweise geben auf die Art des dahinterstehenden Prozesses.

- IgG: Zeigt eine durchgemachte Infektion an und bleibt lange erhalten. Ihr Vorhandensein gibt Hinweise auf chronische Prozesse.
- IgM: Besteht aus fünf IgGs und kann damit 5-mal mehr Antigene binden als IgG. Es wird sofort nach dem Kontakt mit Antigenen gebildet und zeigt die akute Phase einer Krankheit an. Ihre Hauptwirkung entfalten sie im Darm, deshalb ist die Darmsanierung bei Allergikern ein wichtiger Therapiebestandteil.
- IgA: Besteht aus zwei IgGs. Hauptwirkungsorte sind die Schleimhäute der Atemwege, der Augen, des Magen-Darm- sowie des Urogenitaltrakts. Allergiker haben meist zu wenig IgA. Das macht die Schleimhäute angreifbarer.
- IgE: Dieses Immunglobulin ist im Blut nachweisbar, aber auch an bestimmte Zellen (Mastzellen) gebunden. IgE wird aktiv, wenn IgM und IgA versagen. Bei Kontakt mit einem Antigen veranlasst IgE die Mastzellen, Histamin auszuschütten. Histamin erweitert die Gefäße, damit weitere Immunzellen schneller an den Ort des Geschehens gelangen können, und führt zu Muskelkontraktionen, mit deren Hilfe die Erreger schneller abtransportiert und über Lunge und Darm ausgeschieden werden können. Äußerlich zeigt sich dieses Geschehen durch die allseits bekannte laufende Nase, durch tränende Augen sowie Rötungen und Schwellungen auf der Haut – also das, was wir allgemein unter einer „Allergie" verstehen. Bei Allergikern wird IgE immer hoch getestet.

▼ Das passiert bei einer „echten" Allergie.

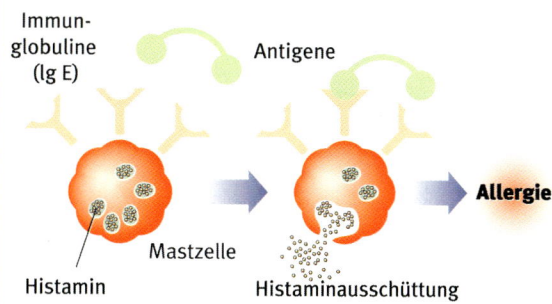

Allergien auf dem Vormarsch

Wie wird eine Allergie nachgewiesen und behandelt?

Um herauszufinden, welche Stoffe eine Allergie hervorrufen, stehen der Schulmedizin eine Reihe von Tests zur Verfügung, wie Haut- und Provokationstests sowie Blutuntersuchungen. Die Ergebnisse dieser Tests führen jedoch häufig dazu, dass der Patient die ihm nun bekannten Allergene geradezu panisch meidet. Oder er nimmt Medikamente ein, die entweder sein Immunsystem völlig ausschalten und damit jegliche Reaktion unterbinden, oder solche, die den Entzündungen und Schwellungen entgegenwirken, und damit nur die Symptome mildern, aber die Ursachen nicht berücksichtigen.

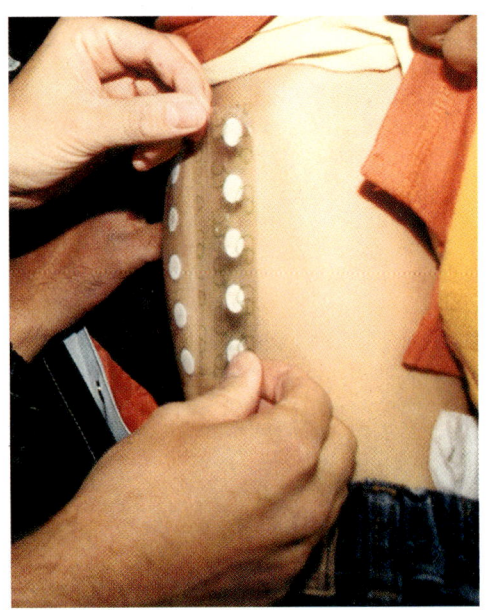

▲ Der Pflastertest ist in der Schulmedizin eine gängige Methode zum Nachweis von Allergenen.

In der Naturheilkunde werden Allergene mit der Elektroakupunktur nach Voll (EAV) oder der Kinesiologie (siehe Seite 89) nachgewiesen. Jedoch ist eine Testung meist überflüssig, da die Naturheilkunde die Möglichkeit bietet, den Stoffwechsel so zu regulieren, dass dies zu einer Stärkung aller Abwehrkräfte führt. Dann spielt es keine Rolle mehr, welches spezielle Allergen denn nun der Übeltäter ist. Ich habe in meiner Praxis häufig beobachtet, dass jemand – trug er erst einmal das Etikett „Allergiker" – bald auf diese, bald auf jene Substanz reagierte. Am Ende wurde die Anzahl der Substanzen, die gemieden werden mussten, immer größer – man kann sich vorstellen, dass dies der Lebensfreude wenig zuträglich ist.

Allergien machen das Leben schwer

Mein Tipp

So können Sie Ihr Baby vor Allergien schützen

- Nehmen Sie während der Schwangerschaft so wenig Präparate wie möglich ein.
- Lassen Sie wenn möglich wenig Ultraschalluntersuchungen machen.
- Stillen Sie Ihr Kind wenn möglich mindestens 3 Monate.
- Wählen Sie für die Babykleidung Baumwolle und andere natürliche Fasern.
- Baden Sie Ihr Baby in Wasser, dem Sie 1 EL Salz und 1–10 Tropfen Öl (Babyöl oder Lavendel-, Rosenöl) zugegeben haben.
- Jeden Tag Baden ist nicht nötig, es genügt, wenn Sie beim Wickeln Verschmutzungen mit Öltüchern entfernen.
- Benutzen Sie beim Wickeln als Hautschutz Zinksalbe oder Vaseline.
- Für die Fluorversorgung ab dem 1. Lebensjahr empfehle ich statt der üblichen Fluortabletten Gabe von Schüßler-Salz Calcium fluoratum D6, 1 Tablette/Tag. Normale Fluortabletten können die Magensäure schwächen und zu Bauchkrämpfen führen.
- Impfungen erst ab einem Jahr und nie mit mehreren Erregern gleichzeitig. Bei einer Impfung muss das Kind absolut gesund sein!
- Die Homöopathie bietet zur Prävention von Krankheiten, zur Geburtserleichterung und für die ersten Monate des Babys viele Möglichkeiten – eine ausführliche Broschüre zu diesem Thema können Sie gegen einen kleinen Unkostenbeitrag beziehen (Adresse siehe Seite 144).

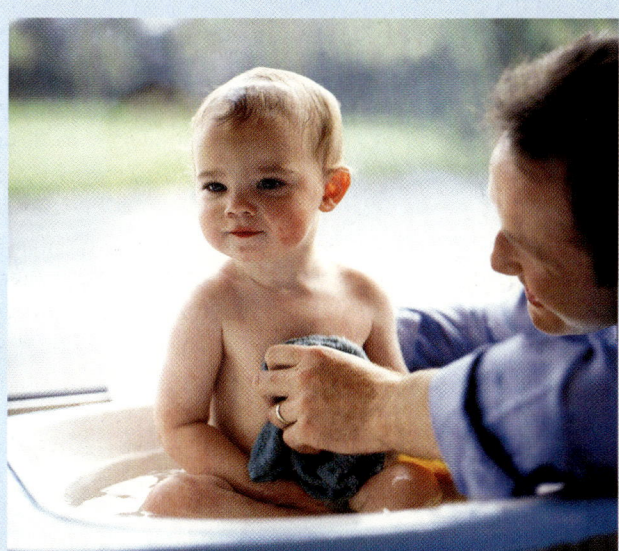

◄ Eine Wohltat für zarte Babyhaut: Ein mildes Salzbad mit etwas Öl.

Weitere Störungen des Immunsystems

Bei einer Allergie reagiert das Immunsystem unangemessen stark auf Fremdkörper von außen. Der Körper kann aber auch ebenso unangemessen auf körpereigene Zellen reagieren, wenn er die Fähigkeit verloren hat, fremde Substanzen von eigenen zu unterscheiden. Dann beginnt er, seine eigenen Organe anzugreifen – wie beispielsweise bei der Hashimoto-Thyreoiditis, einer Autoimmunerkrankung der Schilddrüse, bei der die vom Körper gebildeten Antikörper sich gegen die eigene Schilddrüse richten und sie langsam zerstören.

Die Ursachen von Autoimmunerkrankungen sind vielfältig.

Eine Immunschwäche (Immundefizienz) ist gekennzeichnet durch eine vorübergehende oder irreversible Schwächung der Abwehrfunktion, also der Fähigkeit, sich gegen eindringende Krankheitserreger zu wehren. In der Folge treten gehäuft Infektionskrankheiten auf, die zudem schwerer verlaufen. Besteht eine Immunschwäche aufgrund eines Gendefektes oder einer Fehlbildung schon von Geburt an, nennt man dies einen angeborenen Immundefekt. Tritt die Störung erst später auf, wird dies als erworbener Immundefekt bezeichnet. Ein Beispiel hierfür ist Aids (Acquired Immune Deficiency Syndrome), das durch eine Infektion mit dem humanen Immundefizienz-Virus ausgelöst wird. In der Schulmedizin wird das Immunsystem aber auch gezielt unterdrückt, wenn nämlich bestimmte Medikamente (Immunsuppressiva) im Rahmen einer Krebstherapie, einer Organtransplantation oder zur Behandlung einer Autoimmunerkrankung eingesetzt werden.

Das Immunsystem kann durch Medikamente gezielt ausgeschaltet werden.

Auch Vitaminmangel, beispielsweise aufgrund falscher Ernährung, sowie psychischer und physischer Stress führen zu Störungen des Immunsystems.

Reaktionen, die einer Allergie ähneln

Es gibt einige Erscheinungen, die leicht mit einer Allergie verwechselt werden können, bei denen das Immunsystem aber nicht beteiligt ist, also keine Antikörper (siehe Seite 16) gebildet werden.

Pseudoallergien und Unverträglichkeitsreaktionen

Wie bei der „echten" Allergie werden bei Pseudoallergien bestimmte Botenstoffe (Histamin, Leukotriene) aus Mastzellen freigesetzt, die die bekannten „Allergiezeichen" auslösen (Niesen, Schwellungen, Quaddeln). Die Qualität der Mastzellen wird vererbt und ist von Mensch zu Mensch verschieden. Dies erklärt zumindest zum Teil, warum bei manchen Menschen Pseudoallergien entstehen und bei anderen nicht. Ein weiterer Unterschied zu einer echten Allergie ist, dass die Menge des Stoffes, der eine Reaktion auslöst, eine Rolle spielt – nimmt man weniger davon auf, verlaufen die Reaktionen deutlich milder. Bei echten Allergien dagegen ist die Reaktion des Immunsystems von der Allergenmenge unabhängig.

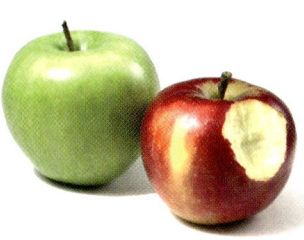

Unbelastete und naturbelassene Nahrungsmittel sind besser!

Mein Tipp
Lebensmittel-Zusatzstoffe vermeiden!

Pseudoallergien und Unverträglichkeiten stehen oft im Zusammenhang mit Lebensmittel-Zusatzstoffen – von Antioxidationsmitteln über Geschmacksverstärker bis hin zu Vitaminabkömmlingen. Das beste Mittel, sich davor zu schützen, ist der Verzicht auf industriell gefertigte Nahrungsmittel.

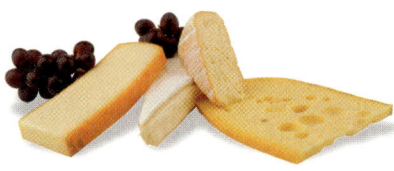

▲ Käse kann bei entsprechender Veranlagung heftige Kopfschmerzen auslösen.

Unverträglichkeitsreaktionen können sich ebenfalls wie eine Allergie darstellen. Hierbei spielen jedoch weder Antikörper noch Botenstoffe eine Rolle. Manche Menschen vertragen bestimmte Stoffe nicht, die natürlicherweise in Lebensmitteln vorkommen, beispielsweise Tyramin in Käse, Wein, Schokolade und Kakao. Das aufgenommene Tyramin kann zu heftigen Kopfschmerzen führen. Daneben können Unverträglichkeitsreaktionen auch von Lebensmittel-Zusatzstoffen ausgelöst werden.

Zöliakie

Die Zöliakie ist eine chronische Erkrankung der Dünndarmschleimhaut. Bei den Betroffenen kommt es zu ausgedehnten Entzündungen mit nachfolgender Zerstörung der Darmepithelzellen. Dadurch werden Nährstoffe nur schlecht aufgenommen und verbleiben unverdaut im Darm. Symptome sind dementsprechend Gewichtsverlust, Durchfall, Erbrechen, Appetitlosigkeit, Müdigkeit, Misslaunigkeit sowie im Kindesalter Gedeihstörungen. Zudem können durch die geschädigte Dünndarmschleimhaut unverdaute Eiweiße und ihre Bruchstücke passieren. Diese sind immunologisch aktiv, sie verschlimmern bestehende Allergien und fördern neue.

Verdauungsbeschwerden und andere Erkrankungen hängen häufig mit einem Parasitenbefall zusammen.

Als Auslöser der Entzündungen gelten bestimmte Eiweißstoffe in Getreide. In meiner Praxis habe ich die Erfahrung gemacht, dass eine Zöliakie häufig im Zusammenhang mit einem Parasitenbefall stand. Wurde dieser behoben, klangen auch die Zöliakiesymptome ab.

Was auch immer der Grund für eine „Überempfindlichkeit" sein mag – Fakt ist, dass ein optimal funktionierender Stoffwechsel, ein gesunder Darm und ein stabiles seelisches Gleichgewicht die Ausprägung der Reaktionen mildern.

Reaktionen, die einer Allergie ähneln

Milchunverträglichkeit und Fruktose-Intoleranz

Ganz von dem bisher Beschriebenen unterscheiden sich Erkrankungen, bei denen im Organismus wichtige Enzyme fehlen. Ein Beispiel ist die Milchunverträglichkeit (Laktose-Intoleranz): Menschen, die den in der Milch enthaltenen Milchzucker (Laktose) wegen eines Mangels an dem Enzym Laktase nicht abbauen können, bekommen nach dem Genuss von Milch Bauchschmerzen und Durchfall. Kuhmilch hat jedoch aufgrund seiner Eiweißstoffe auch an „normalen" Allergien Anteil und sollte daher von Allergikern gemieden werden.

Bei der Fruktose-Intoleranz ist der Organismus nicht fähig, Fruchtzucker (Fruktose) in die Blutbahn zu schleusen. So verbleibt der Fruchtzucker im Darm und führt zu Gärungsprozessen, was sich ebenfalls in Form von Bauchschmerzen und Blähungen bemerkbar macht. Bei beiden Erkrankungen spielt die Menge des verursachenden Stoffes eine Rolle – häufig werden geringe Mengen Milch beziehungsweise Fruchtzucker vertragen. Das „Zuviel" ist je nach Betroffenem unterschiedlich – ein optimal „rund" laufender Stoffwechsel trägt sicher auch hier viel zu einem milderen Verlauf des Geschehens bei.

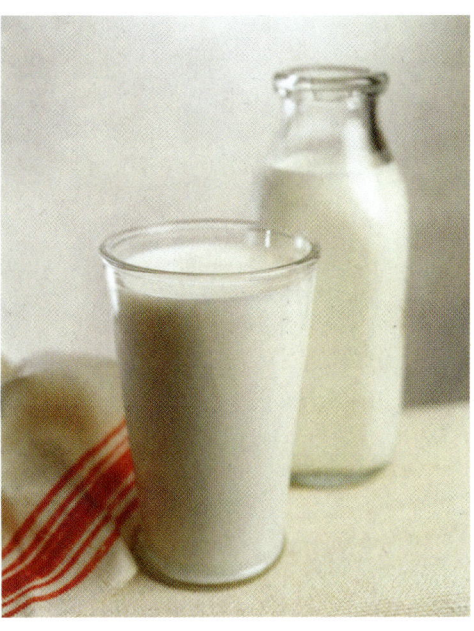

▼ Milch steht nicht nur bei Laktasemangel auf der Roten Liste – ihre Eiweißstoffe leisten Allergien Vorschub!

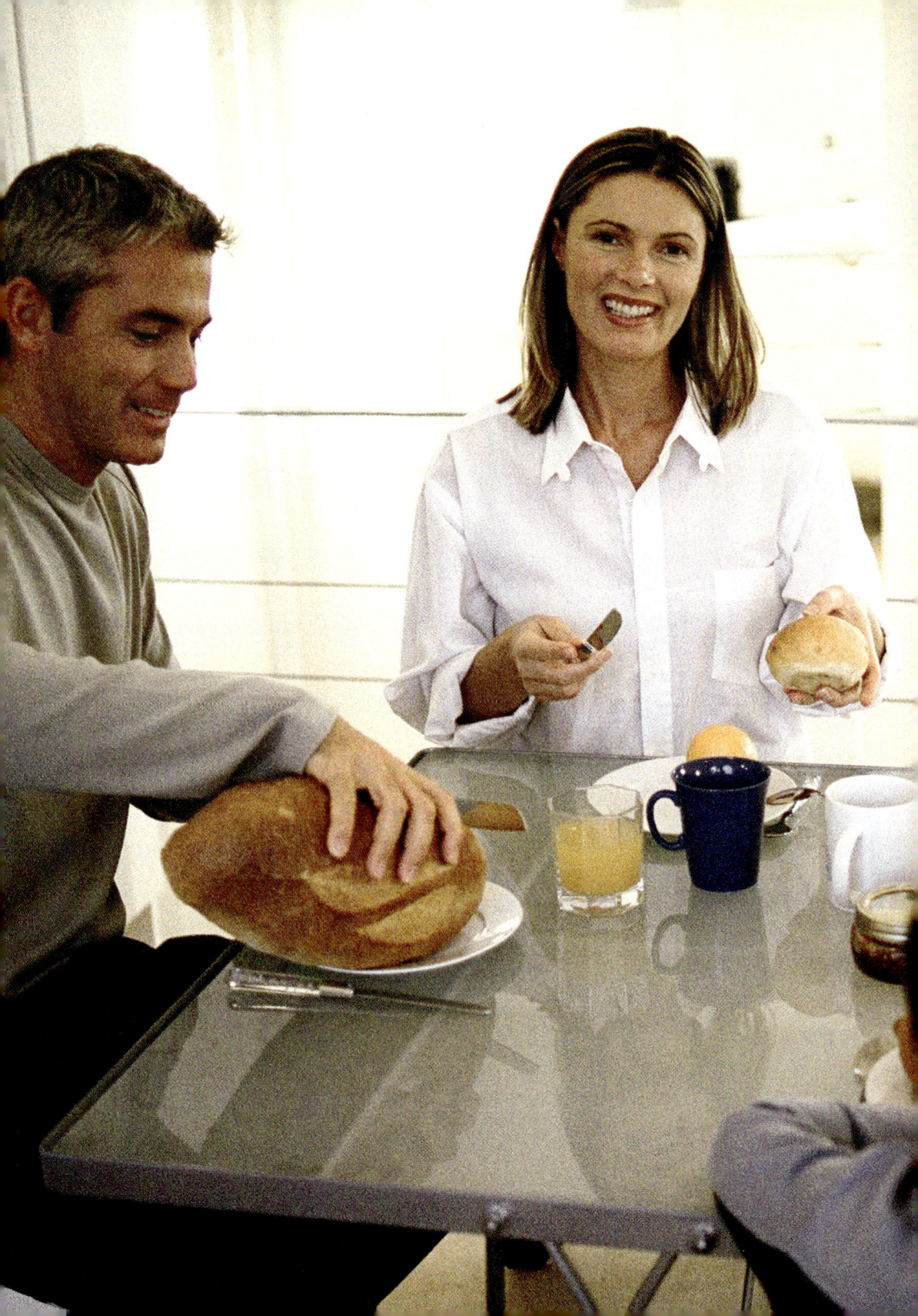

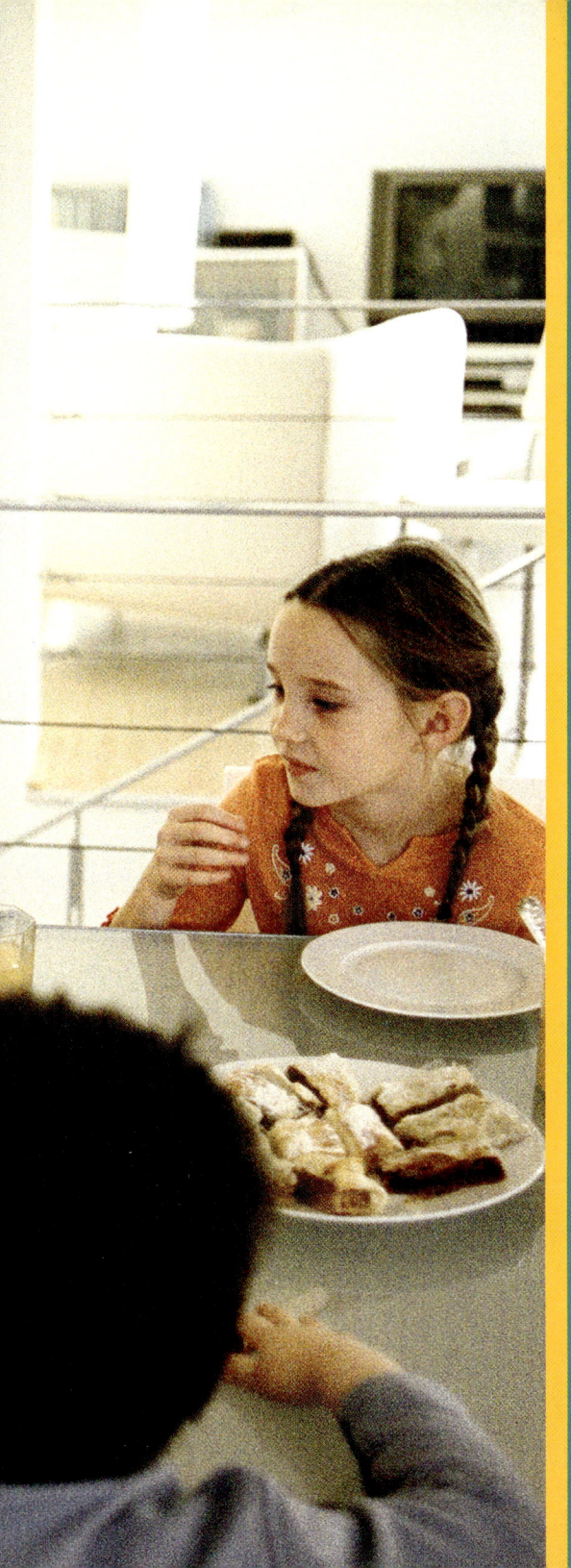

Säulen der Gesundheit

Die richtige Ernährung trägt viel dazu bei, dass die Verdauung optimal funktioniert, der Darm mit den richtigen Bakterien besiedelt ist und der Stoffwechsel gut funktioniert. Davon profitiert das Immunsystem. Auch eine stabile Psyche und eine unbelastete Umgebung fördern die Gesundheit und entziehen Allergien den Nährboden.

Säulen der Gesundheit

Der Stoffwechsel muss „rund" laufen

Funktioniert der Stoffwechsel reibungslos, ist der Mensch gesund.

Der Stoffwechsel – auch Metabolismus genannt – beinhaltet die Aufnahme, den Transport und die chemische Umwandlung von Stoffen in einem Organismus sowie die Abgabe von Stoffwechselendprodukten an die Umgebung. Diese biochemischen Vorgänge dienen dem Aufbau und der Erhaltung der Körpersubstanz sowie der Energiegewinnung und erhalten so unsere Körperfunktionen aufrecht. Unaufhörlich ist der Körper mit diesen biochemischen Prozessen beschäftigt, gleichgültig was wir gerade tun. Ständig werden Stoffe aus der Nahrung verwertet und zur Energiegewinnung genutzt, Körperzellen auf- und wieder abgebaut oder Abfallstoffe ausgeschieden.

■ Beim Aufbaustoffwechsel (Anabolismus) wird Energie verbraucht, beim Abbaustoffwechsel (Katabolismus) wird Energie frei.

Info

Wie im Kleinen, so im Großen

Jede lebende Zelle braucht bestimmte Stoffe, die in der richtigen Menge zugeführt werden müssen, damit die Zelle gesund bleibt. Wenn alle Zellen eines Organs gesund sind, dann ist auch das Organ in Ordnung. Wenn alle Organe des Körpers reibungslos arbeiten, fühlt sich der Mensch gesund. Zur Krankheit kommt es, wenn die Prozesse in den einzelnen Zellen nicht mehr richtig ablaufen.

Beide Vorgänge werden durch Enzyme gesteuert und sind so eng miteinander verknüpft, dass man keine klare Trennlinie ziehen kann. Normalerweise arbeiten alle Stoffwechselprozesse sinnvoll zusammen, sie befinden sich in einem fließenden Gleichgewicht. So laufen zu jeder Minute des Tages und der Nacht lebenswichtige Prozesse ab, die wir im günstigsten Fall gar nicht wahrnehmen. Solange der Stoffwechsel reibungslos funktioniert, klappt auch die Kommunikation zwischen den Zellen. Das Ergebnis: Der Mensch ist gesund.

Der Stoffwechsel muss „rund" laufen

Doch genauso, wie wir die Umwelt langsam mithilfe chemischer Produkte aus dem Gleichgewicht bringen und vernichten, zerstören wir mit ungeeigneter Ernährung, mit Tabletten oder durch Hormonzufuhr das Gleichgewicht biochemischer Reaktionen in unserem Stoffwechsel. Das beantwortet der Körper mit zahlreichen Störungen, die sich sowohl im körperlichen als auch seelischen Bereich zeigen. Auch eine Allergie, also eine unangemessen starke Reaktion des Körpers auf ihn umgebende Substanzen, kann man als eine Störung des Stoffwechsels betrachten.

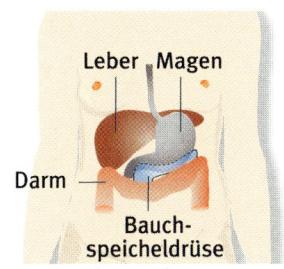

▲ Die Organe des Verdauungssystems.

Der Eiweißstoffwechsel

Unser Stoffwechsel ist darauf angewiesen, dass ständig Nachschub von außen in Form von Nährstoffen zugeführt wird. Unter den drei Grundnährstoffen (Kohlehydrate, Fett und Eiweiß) spielt das Eiweiß eine besondere Rolle, da der Körper hieraus so wichtige Stoffe herstellt wie Antikörper, Enzyme, Hormone und Neurotransmitter, die für die Psyche zuständig sind.

Chemisch gesehen sind Eiweiße lange Ketten von miteinander verknüpften Aminosäuren. Die Verknüpfungsstellen dieser Aminosäuren nennt der Chemiker „Peptidbindungen". Eiweiße, die nur aus wenigen Aminosäuren zusammengesetzt sind, werden deshalb auch einfach „Peptide" genannt. Lange Aminosäurenketten bezeichnet man als „Polypeptide".

Nehmen wir mit der Nahrung Eiweiße (Polypeptide) zu uns, so werden sie im Magen in kleine Teile (Peptide) zerlegt. Dort werden auch die Eiweißhüllen von Bakterien chemisch gespalten und körperfremde Bakterien auf diese Weise zum großen Teil vernichtet. Im Zwölffingerdarm erfolgt die Weiterverarbeitung der Peptide mithilfe von Enzymen der Bauchspeicheldrüse. Diese Enzyme zerlegen

Aus dem Eiweiß der Nahrung baut der Körper wichtige körpereigene Substanzen auf.

Säulen der Gesundheit

die Peptide in ihre Bausteine, die Aminosäuren, von denen zwanzig für den Körper bedeutsam sind.

Jedes körperfremde Eiweiß, das ins Blut gelangt, wird sofort vom Immunsystem angegriffen. Deshalb ist die vollständige Zerlegung der Eiweiße in die Aminosäuren wichtig, denn nur diese können unbeschadet durch die Wand des Dünndarms ins Blut übertreten und in den Blutgefäßen zur Leber transportiert werden. Die Leber verwendet die Aminosäuren dann als Baustoffe für die Bildung von körpereigenen Eiweißen. Die Herstellung dieser körpereigenen Eiweiße erfolgt mithilfe der Erbinformation.

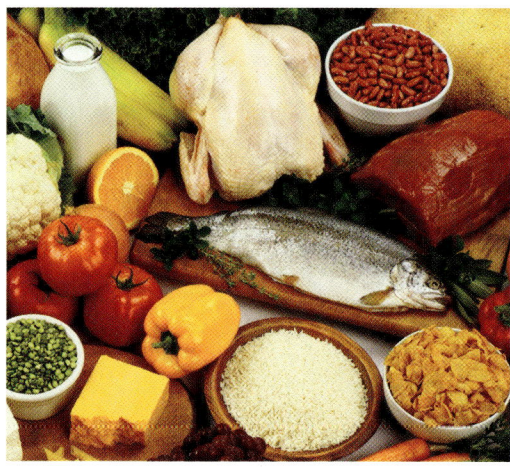

▲ Eiweißlieferanten sind Fleisch, Fisch, Hülsenfrüchte, Milchprodukte sowie Getreide.

Körpereigene Eiweiße haben unglaublich viele Einsatzgebiete. Sie sind beispielsweise am Aufbau aller Zellen unseres Körpers beteiligt, sie sind Bestandteil der Abwehrstoffe im Immunsystem und sie steuern alle Stoffwechselvorgänge, denn auch Enzyme und Hormone bestehen aus Eiweißbausteinen, ebenso die Neurotransmitter, die für die Signalübermittlung im Nervensystem zuständig sind. Für jede dieser Aufgaben produzieren die Körperzellen ein anderes Eiweiß mit einer ganz bestimmten Reihenfolge von Aminosäuren. Sie können sich vorstellen, was passiert, wenn bei diesem Prozess eine Aminosäure nicht in ausreichender Menge vorhanden ist!

Die körpereigenen Eiweißstoffe müssen jedoch nicht nur in der richtigen Reihenfolge und vollständig zusammengebaut sein, auch ihr „Arbeitsmilieu" muss stimmen, damit sie ihre Aufgaben optimal erfüllen können. Hierfür ist der pH-Wert das Maß aller Dinge.

Die Rolle des pH-Werts

Der pH-Wert ist ein Maß für die Stärke der sauren bzw. alkalischen Eigenschaft einer Lösung.

■ Die pH-Skala reicht von 1 (= sehr sauer) bis 14 (sehr alkalisch, auch basisch genannt); neutral ist eine Lösung bei einem pH-Wert von 7.

Jeder Eiweißstoff unseres Körpers hat seinen eigenen, für ihn idealen pH-Wert, das sogenannte pH-Wert-Optimum. Schon kleinste Abweichungen dieses pH-Wertes bewirken massive Änderungen im Organismus, da dann die körpereigenen Eiweißstoffe nicht mehr optimal funktionieren können. Deshalb ist die pH-Wert-Regulierung eine der Säulen des Allergie-Stopp-Programms.

Der „richtige" pH-Wert von Flüssigkeiten, die bei der Verdauung eine Rolle spielen, ist wichtig, weil nur eine optimale Eiweißverdauung die Grundlage für den nachfolgenden Aufbau gut funktionierender Steuerstoffe im Organismus bildet, die ja ebenfalls aus Aminosäuren aufgebaut sind.

> **Info**
>
> ### Optimale pH-Werte
>
> ■ Speichel: pH-Wert 7 (neutral)
> ■ Urin: pH-Wert 6–6,5 (leicht sauer)
> ■ Magensaft: pH-Wert 1,5–2 (also sehr sauer!)
> ■ Bauchspeicheldrüse (Pankreas): pH-Wert 8,3 (alkalisch)
> ■ Darm: pH-Wert 5,8 (viele Länder der westlichen Hemisphäre 6,5!)
> ■ Haut: pH-Wert 5,5
> ■ Blut: pH-Wert 7,4

Speichel und Urin: Ob Ihr Speichel oder Urin einen optimalen pH-Wert haben, können Sie recht einfach feststellen, beispielsweise mit einem Indikatorpapier der Firma Merck, das in der Apotheke erhältlich ist. Ist Ihr Speichel sauer – Werte unter 7 – ist das ein Zeichen dafür, dass der Körper schon sehr übersäuert ist, was gleichbedeutend ist mit dem Vorhandensein von allergischen Reaktionen. Ist Ihr Speichel dagegen alkalisch, also über 7, kann das ein Hinweis sein auf Pilzbesiedlung oder ein Herdgeschehen, beispielsweise einen zerfallenden Zahn.

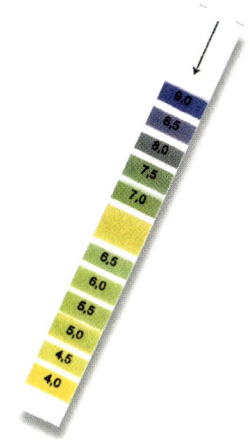

Säulen der Gesundheit

Liegt der Urin-pH-Wert bei oder über 7, ist das ein Hinweis auf eine Übersäuerung des Körpers.

Wenn der Urin nach dem Aufstehen einen pH-Wert von 5–5,5 aufweist, ist das ein Hinweis auf eine funktionierende Säurenausscheidung. Im Laufe des Tages kommt es zu einer „Basenflut" und der Urin-pH-Wert steigt bis auf 6,5. Vom pH-Wert im Urin lässt sich ablesen, wie gut Niere und Leber den Körper entgiften. Hier zeigt sich übrigens, dass nicht alles, was über den Urin-pH-Wert geschrieben wird, den biochemischen Tatsachen entspricht. Häufig kann man lesen, dass der Urin alkalisch sein soll. Das ist falsch, weil ein Bestandteil des Urins, die Harnsäure, den Urin leicht sauer macht. Wenn der pH-Wert des Urins bei oder über 7 liegt, wird nicht genügend Säure, vor allem Harnsäure, ausgeschieden. Der Körper entsäuert in diesem Fall unzureichend und es besteht die Gefahr, an Gicht zu erkranken.

Ein saurer Magensaft schützt vor Krankheitserregern, die mit der Nahrung aufgenommen wurden.

Magen: Im Magen herrscht ein sehr niedriger pH-Wert, hier ist das Milieu also sehr sauer. Durch den sauren Magensaft werden aufgenommene Eiweißstoffe gespalten und Bakterien, Parasiten sowie Pilze vernichtet. Ist der Magensaft nicht sauer genug, funktioniert einerseits die Verdauung von Eiweißen nicht mehr optimal, andererseits können dann beispielsweise Wurmeier unbeschadet bis in den Darm gelangen. Der Magen selbst wird mithilfe bestimmter Zellen vor der eigenen Säure geschützt.

Durch das Sekret der Bauchspeicheldrüse verschiebt sich der pH-Wert wieder Richtung alkalisch.

Bauchspeicheldrüse: Eine besondere Bedeutung kommt der Bauchspeicheldrüse (Pankreas) zu. Im Normalfall ist der von ihr abgegebene Verdauungssaft alkalisch. Er vermischt sich im Verdauungstrakt allmählich mit dem vom Magen kommenden sauren Nahrungsbrei, wodurch im Zwölffingerdarm der pH-Wert zunehmend ansteigt. In dieser Zone unterschiedlicher pH-Werte findet jedes der verschiedenen Verdauungsenzyme seine optimalen Arbeitsbedingungen vor und kann so Eiweiß vollständig in Aminosäuren zerlegen.

Der Stoffwechsel muss „rund" laufen ▶

Ist der Pankreassaft aufgrund einer Störung der Bauchspeicheldrüse jedoch nicht alkalisch genug, so bleibt der Nahrungsbrei im Zwölffingerdarm und Dünndarm zu sauer. Da nun einige Verdauungsenzyme keine optimalen Arbeitsbedingungen vorfinden, verläuft auch die Eiweißspaltung nicht optimal, das heißt bestimmte Aminosäuren werden nicht freigesetzt. Als Folge kann der Körper einige körpereigene Eiweiße nicht mehr aufbauen, oder er setzt sie falsch zusammen. Daraus resultiert eine Stoffwechselentgleisung, in deren Folge es zu einer Allergie kommen kann beziehungsweise eine Allergie aufrechterhalten wird.

Darm: Der pH-Wert im Darm gibt Hinweise darauf, ob die Verdauung optimal funktioniert, ob der Körper zur Entschlackung fähig und ob die Bakterienflora des Dickdarms optimal zusammengesetzt ist. Hierfür wird eine Stuhlprobe zur Untersuchung in ein Labor verschickt – Adresse siehe Seite 145. Ein deutlich zu niedriger pH-Wert weist auf eine verminderte Besiedlung mit Kolibakterien hin, was verbunden ist mit einem erhöhten Krankheitsrisiko. Ein pH-Wert über 7 zeigt an, dass Ammoniak vorhanden ist, welches beispielsweise die Entgiftungsfunktion der Leber stört. Vor allem Pilze fühlen sich in diesem viel zu alkalischen Milieu wohl, können sich ansiedeln und ausbreiten.

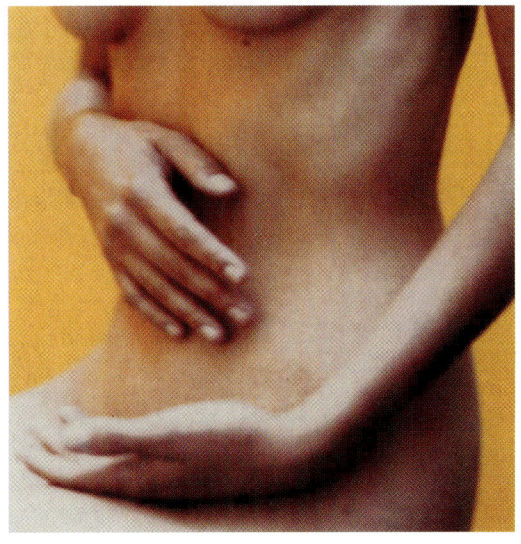

▲ Ein ausreichend saurer Magensaft und eine optimale Darmflora schützen vor Verdauungsproblemen und Krankheiten – und vor Allergien.

▪ Liegt Ihr Darm-pH-Wert im alkalischen Bereich, sollten Sie untersuchen lassen, ob Ihr Darm von Pilzen besiedelt ist, die hier nicht hingehören!

Säulen der Gesundheit

Alle Substanzen, die zusätzlich auf die Haut aufgetragen werden, belasten den Säureschutzmantel – auch Körperpflegemittel und Kosmetika.

Haut: Der relativ saure pH-Wert der Haut schützt diese vor äußeren Einflüssen und wirkt wie ein Schutzmantel. Weist die Haut diesen pH-Wert auf, kommt es weniger leicht zu allergischen Hautreaktionen.

Blut: Das Blut verfügt über Mischungen bestimmter Substanzen, sogenannte Puffersysteme. Diese können die Schwankungen des pH-Wertes ausgleichen. Der pH-Wert im Blut muss konstant 7,4 betragen. Nicht mehr gesund ist man dann, wenn sich der pH-Wert im Bereich zwischen 7,35 bis 7,45 befindet. Bereits eine Verschiebung des Blut-pH-Wertes um 0,01 auf den Wert 7,39 hat zur Folge, dass Histamin ausgeschüttet werden kann, das zu verschiedenen allergischen Reaktionen führt (siehe Seite 17). Verschiebt sich der pH-Wert noch weiter in Richtung sauer, erfolgt eine Übersäuerung des Blutes (Azidose). Ändert sich der pH-Wert in Richtung alkalisch, spricht man von einer Alkalose. Beides sind extreme Abweichungen, die zum Tode führen.

■ Während alle genannten pH-Werte sehr empfindlich auf Störungen reagieren, ist der pH-Wert des Blutes durch Puffersysteme vor Entgleisungen relativ geschützt.

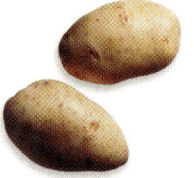

Der Kohlenhydratstoffwechsel

Kohlenhydrate sind uns besser bekannt unter dem Namen „Zucker". Diesen Namen tragen viele verschiedene Stoffe, nicht nur unser vertrauter Haushaltszucker. Allen Zuckerarten ist der mehr oder weniger süße Geschmack gemeinsam. Über die Nahrung gelangen Kohlenhydrate in den Körper von Tier und Mensch; 50–60% unseres Kalorienbedarfs decken wir Mitteleuropäer mit Kohlenhydraten.

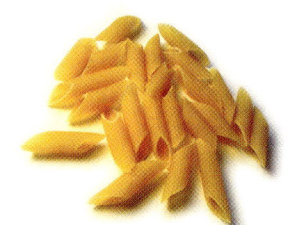

Der Stoffwechsel muss „rund" laufen ▶

Gut zu wissen

Die wichtigsten Kohlenhydrate

- Bausteine aller Kohlenhydrate sind Einfachzucker (Monosaccharide). Das wichtigste Monosaccharid ist Traubenzucker (Glukose), dem eine zentrale Rolle in unserem Stoffwechsel zukommt. Fruchtzucker (Fruktose) ist ebenfalls ein Monosaccharid und dient als Ersatzstoff für Glukose, beispielsweise bei Diabetikern. Sind zwei und mehr Monosaccharide zusammengebaut, spricht man von Di- beziehungsweise Polysacchariden.
- Stärke ist der wichtigste Reservestoff der Pflanzen. Stärke besteht aus Ketten von Traubenzuckermolekülen.
- Glykogen ist der wichtigste Reservestoff im Tierreich. Es wird vom Organismus aus pflanzlicher Stärke aufgebaut und ist dieser chemisch sehr ähnlich. Glykogen wird in der Leber und in den Muskeln gespeichert.
- Zellulose ist Hauptbestandteil der pflanzlichen Zellwand. Für den Menschen ist sie hauptsächlich als Ballaststoff zur Anregung der Darmbewegungen von Bedeutung.
- Haushaltszucker (Saccharose) besteht aus Traubenzucker und Fruchtzucker. Hauptsächlich dient Zucker als Energiequelle, er wirkt aber auch stimmungsaufhellend auf die Psyche, also gegen Angst und Depressionen. Nimmt man jedoch zu viel Zucker zu sich, kehrt sich dieser Effekt um. Zucker kann dann ähnlich wie Alkohol zu einer gefährlichen Droge mit allen Symptomen einer Sucht werden. Der Jahreskonsum sollte 10 kg nicht überschreiten.

Ihre größte Bedeutung haben Kohlenhydrate als Energielieferanten. Die in ihnen chemisch gespeicherte Sonnenenergie wird bei der Verbrennung in den Körperzellen wieder frei. Dieser Vorgang ist der Motor aller unserer Lebensvorgänge. Er gibt uns die Kraft, die wir für unsere Existenz brauchen. Nehmen wir mehr Kohlenhydrate auf, als wir gerade benötigen, werden die Kohlenhydrate vom Körper in Fett umgebaut und in dieser Form gespeichert. Daneben sind Kohlenhydrate auch ein Bestandteil der DNA und RNA, also der Erbinformation, und am Aufbau der Zellmembranen beteiligt.

Kohlenhydratlieferanten sind stärkehaltige Nahrungsmittel wie Brot, Kartoffeln und Nudeln sowie Gemüse und Früchte.

Säulen der Gesundheit

> **Mein Tipp**
>
> **Bei Allergien kein Zucker!**
>
> Allergiker haben häufig Pilze im Darm, die den Stoffwechsel stören. Zu viel Zucker verbessert die Lebensbedingungen für die Pilze noch zusätzlich. Außerdem muss die Bauchspeicheldrüse vermehrt Insulin produzieren, um den Zucker aus dem Blut zu eliminieren – dies führt auf Dauer zu einer Überlastung dieses so wichtigen Stoffwechselorgans.

Wenn wir mit der Nahrung Kohlenhydrate aufnehmen, beginnt bereits im Mund ihre Verdauung, da der Speichel Enzyme zur Spaltung bestimmter Kohlenhydrate enthält. Kauen Sie einmal ein Stück Brot sehr lange, dann werden Sie nach einiger Zeit am süßen Geschmack erkennen, dass die darin enthaltene Stärke in Glukosemoleküle aufgespalten wurde. Die weitere Verarbeitung erfolgt je nach Art des Kohlenhydrates an unterschiedlichen Stellen des Dünndarms durch die Enzyme der Bauchspeicheldrüse. Nach Zerlegung der Kohlenhydrate werden diese vom Darm resorbiert und treten in den Blutkreislauf über.

Der Fettstoffwechsel

Der Fettstoffwechsel spielt im Organismus eine wichtige Rolle bei der Speicherung und Bereitstellung von Energiereserven. Alle im Körper vorkommenden Fette stammen entweder aus der Nahrung oder werden in der Leber hergestellt. Die für die Fettverdauung wichtigen Enzyme werden von der Galle (Emulgieren der Fette) und von der Bauchspeicheldrüse (Aufspaltung der Fette) geliefert. Die aufbereiteten Bestandteile der Fette werden dann in das Lymphsystem aufgenommen und im Körper verteilt.

Die Bauchspeicheldrüse ist neben der Kohlenhydratverdauung auch bei der Fettverdauung beteiligt.

Die Umwandlung von Kohlenhydraten in Fett vollzieht sich teils in der Leber, teils im Fettgewebe. Überschüssiges Fett wird als sogenanntes Depotfett besonders in den Bindegewebszellen der Unterhaut abgelagert. Bei krankhaft vermehrter Fettbildung kommt es zur Verfettung einzelner Organe.

Der Stoffwechsel muss „rund" laufen

Das allseits gefürchtete Cholesterin wird in gewissen Mengen vom Körper dringend benötigt, da es ein wesentlicher Bestandteil von Zellmembranen ist, beispielsweise bestimmter Nervenzellen der Nebennieren, des Gehirns, der Haut, der Milz und der Eierstöcke. Aus Cholesterin entstehen die Sexualhormone und das entzündungshemmende Cortisol. Cholesterin wird im Blut als Lipoprotein transportiert. Die Dichte dieser Transportvehikel wird für die Unterscheidung der Cholesterine verwendet. Jedes Cholesterin hat eine spezifische Aufgabe. Ein Mangel an Cholesterin führt dazu, dass Zellmembranen nicht dicht und stabil genug sind. Eine undichte Zellmembran erleichtert Hauterscheinungen, wie sie beispielsweise bei Allergien auftreten.

Cholesterin ist wichtig für stabile Zellmembranen und damit für funktionstüchtige Haut und Schleimhäute.

Cholesterin wird sowohl über die Nahrung zugeführt als auch vom Körper selbst in der Leber hergestellt. Die fettähnliche Substanz ist ein wichtiger Bestandteil von Zellmembranen, beispielsweise der Hautzellen. Ist hier nicht genügend Cholesterin vorhanden, wird die Zellmembran instabil und es kommt leichter zu Störungen wie Rötungen und Ausschlägen. Außerdem ist Cholesterin am Aufbau von körpereigenem Cortison beteiligt, das Entzündungen entgegenwirkt. Sofern sie es vertragen, sollten Allergiker daher im normalen Umfang die wichtigen Cholesterinlieferanten Butter und Eier aufnehmen.

Mein Tipp
Machen Sie Ihre Leber fit!

Eine durch Entgiftung entlastete Leber (siehe Seite 129) kann wesentlich effektiver körpereigenes Cholesterin produzieren, das dann wiederum als Grundsubstanz für andere Stoffe zur Verfügung steht.

Säulen der Gesundheit

So bringen Sie den Stoffwechsel auf Trab

Unser Stoffwechsel wird von vielen inneren und äußeren Faktoren beeinflusst. Gerade für Allergiker ist ein optimal funktionierender Stoffwechsel die Grundlage der Gesundheit und deshalb ist es wichtig, über diese Faktoren Bescheid zu wissen, um körperlich und psychisch in die Mitte zu finden, damit Allergien verschwinden können.

Unser Stoffwechsel ist darauf angewiesen, von außen ständig Nachschub von Nährstoffen zu erhalten. Wie wir nun wissen, spielen Eiweiße dabei eine wichtige Rolle, insbesondere ihre vollständige Spaltung in die Bausteine, die Aminosäuren.

Stärken Sie Ihre Verdauung!

Im Magen werden die langen Ketten miteinander verknüpfter Aminosäuren in kleine Teile zerlegt sowie Bakterien, Pilze und Parasiten vernichtet. Wenn die Magensäure nicht aggressiv, also sauer genug ist, rutschen schon mal Wurmeier oder Bakterien unbeschadet durch und die aufgenommene Nahrung bleibt zu lange liegen – daher kommt auch der Ausdruck „Es liegt mir etwas schwer im Magen". Völlegefühl, Aufstoßen und Sodbrennen deuten darauf hin, dass die Magensäure nicht in der Lage ist, die Nahrung richtig aufzuschließen. Wenn bei einer Untersuchung eine Besiedlung des Magens mit dem Bakterium Helicobacter pylori festgestellt wurde, ist dies ebenfalls ein Hinweis auf eine zu schwache Magensäure.

Die Spaltung von Eiweiß findet durch die Enzyme der Bauchspeicheldrüse im Zwölffingerdarm statt. Nur die kleinsten Bausteine der Eiweiße, die Aminosäuren, können durch die Wand des Dünndarms ins Blut gelangen und über das Gefäßsystem zur Leber transportiert werden. Diese ist zwar in der Lage, einige Aminosäuren selbst herzustellen, aber andere müssen mit der Nahrung von außen zugeführt werden. Alle diese Bausteine verwendet die Leber, um daraus lebensnotwendige körpereigene Eiweiße, wie Enzyme, Neurotransmitter oder Antikörper zu bilden. Eine geschwächte oder geschädigte Bauchspeicheldrüse ist nicht mehr in der Lage, die Eiweiße vollständig aufzuspalten, was sich ausgesprochen negativ auf den Organismus auswirkt, da größere Eiweißmoleküle vom Immunsystem als fremd erkannt und bekämpft werden. Erste Anzeichen einer solchen Störung sind Blähungen und trockene Haut.

Mein Tipp

Geben Sie dem Magen Saures

Wenn das Milieu im Magen genügend sauer ist, funktionieren alle weiteren Verdauungsschritte besser. Deshalb ist es wichtig, dass man genügend Saures, Salziges und Bitterstoffe zu sich nimmt – auch zum Frühstück! Vorschläge für diese Art Frühstück finden Sie auf Seite 61. Weiterhin gilt: keine Kuhmilch trinken, sie belastet durch die Milchproteine den Stoffwechsel. Milchprodukte wie Butter, Käse und Joghurt sind jedoch erlaubt.

Der Stoffwechsel muss „rund" laufen

Mehr Bewegung für den Darm

Ein gesunder Darm arbeitet nur dann optimal, wenn er genügend mechanische Reize durch zellulosehaltige Stoffe aus der Nahrung bekommt und wenn die für die Verdauung notwendigen Bakterien (Darmflora) in der richtigen Zusammensetzung vorhanden sind. Die rhythmischen Bewegungen, die den Nahrungsbrei weitertransportieren, nennt man Peristaltik. Schwer verdauliche oder unverdauliche Ballaststoffe regen Dünn- und Dickdarm ständig zur Arbeit an, sie müssen deshalb in genügender Menge aufgenommen werden – auch hierzu finden Sie Vorschläge (siehe Seite 62). Neben einem Mangel an Ballaststoffen kann Darmträgheit auch durch eine unzureichende Funktion von Bauchspeicheldrüse, Galle oder Magen hervorgerufen werden, was unter anderem durch geeignete Nahrungsauswahl und Bitterstoffe behoben werden kann.

Die richtigen Mitbewohner

Die Bakterienflora des Darmes ist deshalb so wichtig, weil sie nicht nur der Bearbeitung des Nahrungsbreis dient, sondern auch die Ansiedlung unerwünschter, krank machender Bakterien verhindert. Wird ihre Zusammensetzung durch Antibiotika oder andere Einflüsse verändert, fehlen plötzlich Bakterien, die der Darm für den Verdauungsprozess braucht. Dafür vermehren sich nun andere, die hier nicht hingehören. Dieses Ungleichgewicht nennt man Dysbiose. Körperfremde Bakterien und Pilze produzieren Schadstoffe, die über die Darmwände in das Blut gelangen und die Entgiftungsorgane Leber und Nieren belasten. Das Gegenteil der Dysbiose heißt Symbiose, hier herrscht ein gesundes Milieu für alle zusammenlebenden Organismen.

Die natürliche Lebensgemeinschaft von Darmbakterien und Wirt ist bei vielen Menschen bereits gestört. Durch sterilisierte und industriell gefertigte Lebensmittel, „falsche" Ernährung und Lebensweise, Umweltbelastungen durch Giftstoffe sowie Medikamentenmissbrauch wird das empfindliche Gleichgewicht zwischen Mensch und Bakterien allmählich verschoben. Das hat verhängnisvolle Folgen: Unzureichende Versorgung mit Vitaminen, Mineralstoffen und Spurenelementen, Ansiedlung von krank machenden Bakterien, Erlahmen der körpereigenen Abwehrkräfte bis hin zur Entwicklung einer Allergie. Auch der psychische Bereich ist betroffen: Die schleichende Selbstvergiftung führt zu Vitalitätsverlust, Müdigkeit, Depressionen, Konzentrationsstörungen, Aggressivität und Angstzuständen.

Die Schleimhaut des Dickdarmes ist die vorderste und wichtigste Verteidigungslinie gegen Giftstoffe. Hier werden viele der für unsere Abwehr so wichtigen Immunglobuline gebildet. Schon seit langer Zeit heißt es ganz richtig: „Der Tod sitzt im Darm". Häufiger Schnupfen, Nebenhöhlenentzündungen, Augenbeschwerden, Husten, chronische Bronchitis sowie Allergien weisen auf eine Dysbiose im Dickdarm hin. Wenn dabei zusätzlich Ohrenschmerzen und -geräusche (Tinnitus) auftreten, gibt dies Hinweis auf eine Dysbiose im Dünndarm. Bei Behandlung dieser und vieler anderer Krankheiten schafft eine Darmsanierung (siehe ab Seite 72) im Dünn- und Dickdarm wieder gesunde Verhältnisse – eben die Symbiose.

GUT ZU WISSEN

Säulen der Gesundheit

Stress belastet die Verdauung

Stress „schlägt auf den Magen" und führt auf Dauer zu einer Übersäuerung des Körpers.

Bei Stress und Termindruck nimmt man sich häufig nicht mehr genügend Zeit, um in Ruhe zu essen, sondern stopft den Döner mal nebenher in sich rein – ein „nervöser Magen" ist die Folge. Daneben führen auch seelische Probleme zu Störungen der unbewussten Nervenreflexe des Darmes und können so Krämpfe, Durchfall oder Verstopfung auslösen. Gerade Allergiker leben häufig in dauerndem Stress, die Allergene, die ihnen durch alle möglichen Tests bekannt sind, zu meiden.

Fakt ist: Stress macht „sauer". Durch biochemische Messungen kann man genau verfolgen, wie es durch Stress zu einer Übersäuerung des Körpers kommt. Dadurch verschlechtern sich die Bedingungen für den Aufbau körpereigener Eiweiße, also für Enzyme, Antikörper und Neurotransmitter. Stressbedingte Übersäuerung verursacht nicht nur eine Schwächung des Immunsystems und Krankheiten wie Fibromyalgie, sondern über die Beeinträchtigung der Neurotransmitter, der Signalstoffe im Nervensystem, auch Verhaltensstörungen, Depressionen oder Psychosen.

> *Info*
>
> ### Bauchhirn und Kopfhirn
>
> Der Mensch besitzt nicht nur *ein* Gehirn. Sein zweites Nervenzentrum sitzt im Darm und steuert den Verdauungstrakt. Bauch und Kopf verfügen über dieselben Botenstoffe (Neurotransmitter), die Signale von einer Zelle zur nächsten übermitteln. Einer davon, das Serotonin, bewirkt bei Mangel Verstopfung und Schlaflosigkeit, bei Überproduktion Durchfall und Schläfrigkeit.

- Bei allen Allergikern kann man eine Übersäuerung des Körpers feststellen.

Daneben leiden Allergiker wie auch viele andere Menschen unter Blockaden, bewussten oder unbewussten, die erkannt und behandelt werden müssen. Hierzu gehören neben seelischen Blockaden (siehe Seite 53) auch Herderkrankungen und Narben sowie hemmende Faktoren in der Umgebung wie Elektrosmog und geopathische Zonen.

Die Ernährung spielt eine wichtige Rolle

Neben den genannten inneren Faktoren wie Verdauung und Psyche beeinflussen auch äußere Faktoren den Stoffwechsel und das Immunsystem. Insbesondere die Ernährung steht an der Spitze aller von außen kommenden Einflüsse auf den Stoffwechsel und damit auf das Immunsystem, dazu gesellen sich noch Umweltbelastungen und Spritzmittel.

Der Mensch ist, was er isst.

- Eine gesunde, ausgewogene Ernährung entlastet und fördert den Stoffwechsel. Eine ungesunde Ernährung mit zu viel Fett, Fleisch, Genussmitteln und Zucker belastet den Körper.

Wir können die Küche mit einem Labor vergleichen. Eine alte japanische Weisheit sagt: „In der Küche kann die Frau ihren Mann töten oder heilen, ihre Kinder intelligent und lebenstüchtig und den Liebhaber leidenschaftlich machen". So weit wollen wir nicht gehen, es genügt, einige Grundlagen zu beherrschen. Seit Jahrhunderten wird die Ernährung durch Natur, Kultur und ökologische Bedingungen bestimmt. Früher entstanden die meisten ernährungsbedingten Krankheiten entweder durch Völlerei oder durch Mangel. Die Reichen aßen zu viel, die Armen hungerten. Trotzdem war die Ernährung insgesamt – nicht nur in Europa – der Natur näher, denn es gab noch keine chemische Industrie, keinen Stress im heutigen Sinne und mehr Gespür für das, was gesund ist.

> **Mein Tipp**
>
> **Werden Sie kein Ernährungsdogmatiker!**
>
> Ich möchte an dieser Stelle davor warnen, in der Ernährung dogmatisch zu werden und eine bestimmte Ernährungsform fanatisch zu bevorzugen – dies schadet mehr als es nützt. Sinnvoller ist es, in der Familie vernünftige Essgewohnheiten einzuführen und das Gesundheitsbewusstsein zu wecken.

Säulen der Gesundheit

> **Mein Tipp**
>
> **Einfach + naturbelassen = gesund**
>
> Unsere Großmütter kannten noch keine industriell gefertigte Nahrung. Sie bereiteten in ihrer Küche jede Mahlzeit aus den gerade verfügbaren natürlichen Zutaten zu. Diese Methode möchte ich auch Ihnen ans Herz legen. Sie nimmt zwar etwas mehr Zeit in Anspruch, aber Sie ernähren sich und Ihre Familie damit wesentlich gesünder als mit Konserven und Fertiggerichten.

Mit der industriellen Massenherstellung von einheitlichen Nahrungsmitteln hat sich in der heutigen Zeit vieles geändert. Farbstoffe, Stabilisatoren, Zucker, Konservierungsmittel und andere Fremdstoffe werden der Nahrung zugesetzt. Heute geht der Trend zum Glück wieder in Richtung einer gesunden, möglichst natürlichen Ernährung.

Bereits Hippokrates sagte „Lasst Eure Nahrung Eure Medizin und Eure Medizin Eure Nahrung sein" – daran lässt sich ablesen, welche entscheidende Rolle die Ernährung bei der Heilung von Krankheiten spielen kann. Elementare Fragen zur Ernährung kann jedoch noch niemand zuverlässig beantworten: Kann man ohne Fleisch gesund leben? Wie viel Eiweiß brauchen wir täglich und in welcher Zusammensetzung? Wie viel Fett und welches Fett brauchen wir? Wie viel Vitamine sind notwendig und woher bekommen wir sie? Zwar gibt es Hunderte von Büchern über Ernährung, von denen jedes den Anspruch erhebt, die allein selig machende Ernährungsweise oder Diät zu präsentieren. Diese Vielfalt verwirrt jedoch mehr, als sie informiert. Viele Hausfrauen wissen nicht mehr, was richtig und was falsch ist.

Die wichtigsten Voraussetzungen für Gesundheit:
- *gesunde Ernährung*
- *ausreichend Bewegung*
- *seelisches Gleichgewicht*

Durch Reihenversuche mit Insekten und kleinen Wirbeltieren wurde nachgewiesen, dass sich deren Lebensdauer durch ein ausgewogenes Futter verdoppeln lässt. Natürlich wird der Stoffwechsel immer komplexer, je höher die Lebensform ist. Dennoch liegt das Geheimnis einer stabilen Gesundheit ganz einfach im harmonischen Zusammenspiel von drei Faktoren: gesunde Ernährung, Bewegung an der frischen Luft und seelischem Gleichgewicht. Wird einer dieser drei Faktoren vernachlässigt, kommt es zu Störungen.

Wie viel und welches Eiweiß?

Ein Übermaß an tierischem Eiweiß führt zu einer Übersäuerung des Organismus und verursacht dadurch ein Ungleichgewicht im gesamten Mineralienhaushalt – die Folge ist ein erhöhter Verbrauch von körpereigenem Kalzium und Magnesium, aber auch von Zink, das für die optimale Funktion der Bauchspeicheldrüse benötigt wird. Beim Abbau von tierischem Eiweiß entsteht außerdem ein Stoff namens „Amyloid", der sich im Bindegewebe ablagern und zur Degeneration von Organen führen kann. Insbesondere bei Menschen in der zweiten Lebenshälfte fördert die Übersäuerung durch zu viel tierisches Eiweiß Arthrose (Gelenkabnutzung), Gicht und Osteoporose (Knochenschwund). Andererseits ist tierisches Eiweiß gerade bei Kindern wichtig für das Wachstum und den Aufbau von Bindegewebe. Hinsichtlich der Vorzüge einer vegetarischen Ernährung sind die Fachleute geteilter Meinung.

> **Mein Tipp**
>
> **Im Alter besser weniger Fleisch**
>
> Ob Allergiker oder nicht – schränken Sie im Erwachsenenalter den Fleischkonsum ein. Insbesondere ab dem 45. Lebensjahr, wenn allmählich der Abbau überwiegt und die Krankheitsneigung zunimmt, ist eine Ernährungsweise mit weniger Eiweiß der Gesundheit viel zuträglicher.

Die Nahrung muss genug hochwertiges Eiweiß mit essenziellen Aminosäuren enthalten, die der Körper zur Bildung körpereigener Eiweißstoffe benötigt. Zwar liefert tierisches Eiweiß sehr viel dieser Aminosäuren, jedoch nimmt man damit gleichzeitig ungewollt Hormone, Antibiotika und andere Substanzen auf. Einige pflanzliche Eiweißlieferanten gewährleisten ebenfalls eine auseichende Versorgung mit essenziellen Aminosäuren.

Gehalt an hochwertigem Eiweiß:

Hülsenfrüchte (Soja)	35 %
Nüsse	30 %
Fleisch	25 %
Fisch	20 %
Käse	20 %
Getreide	15 %
Eier	11 %

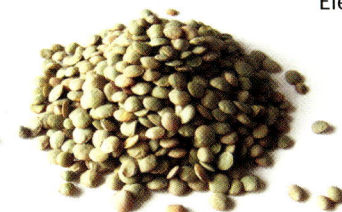

Säulen der Gesundheit

Mineralstoffe und Spurenelemente

In einer ausgewogenen Nahrung sind etwa 30 verschiedene Mineralstoffe und Spurenelemente enthalten, von denen jedes eine spezifische Aufgabe erfüllt. Der heutigen Durchschnittsnahrung mit viel Zucker, Fett und künstlichen Zusätzen mangelt es jedoch an vielen wichtigen anorganischen Stoffen. Die Folgen sind ein Nachlassen der körperlichen und seelischen Abwehrkräfte sowie der Regulationsfähigkeit des Stoffwechsels. Zink beispielsweise ist Baustein vieler Enzyme, etwa der Bauchspeicheldrüse. Wie wir ja bereits wissen ist die Bauchspeicheldrüse ein zentrales Organ bei der Eiweißverdauung. Funktionieren hier die Enzyme nicht richtig – beispielweise weil nicht genügend Zink durch die Nahrung zugeführt wird – kann aufgenommenes Eiweiß nicht richtig aufgespalten werden. Auch ein Mangel an anderen Spurenelementen, wie Mangan, Eisen oder Kupfer, beeinträchtigt die Funktion von Enzymen.

▪ Mineralstoffe sind lebensnotwendige, anorganische Nährstoffe, die der Organismus nicht selbst herstellen kann, sondern von außen aufnehmen muss.

Zellen benötigen anorganische Stoffe zur Aufrechterhaltung ihrer Funktion. Diese machen neben Wasser, Eiweiß, Fett und Kohlenhydraten zwar nur einen sehr kleinen, dafür aber lebensnotwendigen Teil der Zellflüssigkeit aus. Unentbehrliche Mineralstoffe sind Natrium, Kalium, Kalzium und Magnesium, hinzu kommen Kupfer, Eisen, Zink, Jod und andere Spurenelemente. Wenn sie im Blut und in den Geweben in ausreichender Menge vorhanden sind, vermögen sie alle Krankheiten zu heilen, die überhaupt heilbar sind.

Entscheidend ist das *Gleichgewicht* unter den Mineralstoffen. Ein Zuviel oder Zuwenig einer dieser Substanzen kann

▲ Schüßler-Salze sind eine gute Möglichkeit, um den Mineralstoffhaushalt wieder ins Gleichgewicht zu bringen.

zu Beschwerden und Krankheiten führen. Deshalb ist es wichtig, eine Verschiebung im Gleichgewicht der anorganischen Stoffe zu erkennen und auszugleichen (siehe Seite 132). Die Mineralstoffe wieder ins Gleichgewicht zu bringen ist eine weitere wichtige Säule des Allergie-Stopp-Programms.

Vitamine

Über Vitamine wird sehr viel gesprochen und geschrieben. Fakt ist: Bei der industriellen Verarbeitung von Lebensmitteln mit Einsatz von Wärme, Licht, Sauerstoff und Chemikalien gehen die Vitamine ebenso verloren wie durch lange Transportwege und lange Lagerzeiten. Wer sich überwiegend von solchen Produkten ernährt, leidet an einem chronischen Vitaminmangel und muss mit einer Degeneration des Organismus rechnen.

Bevorzugen Sie heimische Produkte, beispielsweise vom Wochenmarkt.

■ Vitamine werden nach ihrer Löslichkeit eingeteilt: Es gibt fettlösliche und wasserlösliche Vitamine.

Kann man nun von Vitaminen nie genug bekommen – nach dem Motto „viel hilft viel"? Fest steht, dass eine Überdosierung bestimmter Vitamine sogar Schaden anrichten kann: Da ein Zuviel an fettlöslichen Vitaminen nicht wieder ausgeschieden werden kann, sondern ins Gewebe gelangt, führen Überdosierungen dieser Vitamine zu regelrechten „Vitaminvergiftungen" (Hypervitaminosen). Am häufigsten passieren Überdosierungen bei Vitamin A und Vitamin D.

Mein Tipp
Es geht auch ohne künstliche Vitaminzusätze

Essen Sie viel Getreide und -produkte (Hirse, Gerste, Buchweizen, Hafer, Dinkel), viel frisches Obst, viel Gemüse – auch gesäuertes, Hülsenfrüchte wie Linsen, Erbsen, Bohnen sowie wenig Fleisch. Das reicht aus, um den Vitaminbedarf zu decken. Vitamintabletten bergen den Nachteil von Überdosierungen, die sich nachteilig auf den Organismus auswirken.

Säulen der Gesundheit

Vitamine sind lebenswichtig

Vitamin	Funktion	Enthalten in
Fettlösliche Vitamine*		
A (Retinol)	Wichtig für Augen und Wachstum, Bildung von Haut, Schleimhäuten und Knorpelgewebe; auch an der Blutbildung beteiligt.	Fisch, Leber, Butter, Eier, Milchprodukte; Vitamin-A-Vorstufe Beta-Carotin (= Provitamin A) in Orangen, Karotten, Spinat, Brokkoli und Grünkohl
D (Calciferol)	Wichtige Rolle im Kalziumstoffwechsel und beim Aufbau von Knochen.	Lebertran, Fisch (Hering, Lachs, Sardine, Kabeljau), Leber, Fleisch, Eier, Sahne
E (Tocopherol)	Wichtig für Vitalität und Fruchtbarkeit	Pflanzenöle, Getreide, Nüsse, Samen, Milch, Eier, Rosenkohl, Spinat u. a. grüne Blattgemüse, Spargel, Himbeeren
K (Phyllochinon)	Wichtig für die Blutgerinnung – bei einem Mangel an Vitamin K kommt es zu Blutungen!	Spinat u.a. grüne Blattgemüse, Kohl (Grünkohl, Rosenkohl, Blumenkohl, Brokkoli), Tomaten, Leber, Eier
Wasserlösliche Vitamine		
C (Ascorbinsäure)	Stärkt die Abwehrkräfte und fördert die Eisenaufnahme.	Petersilie, Paprika, Brokkoli, Grünkohl, Sanddornbeeren (Fruchtsaft), Zitrusfrüchte, schwarze Johannisbeeren u.a.
B_1 (Thiamin)	„Stimmungsvitamin" = Nervennahrung; hohe Dosen von Vitamin B_1 schützen vor Insekten und Zecken (siehe Seite 125).	Weizenkeime, Sojabohnen, Kartoffeln, Hülsenfrüchte, Fleisch

Die Ernährung spielt eine wichtige Rolle ▸

Vitamin	Funktion	Enthalten in
Wasserlösliche Vitamine (Fortsetzung)		
B_2 (Riboflavin)	„Wachstumsvitamin" – Mangel an Riboflavin führt beispielsweise zu Einrissen in den Mundwinkeln.	Vollkornprodukte, Pilze, Hülsenfrüchte, Brokkoli, Spinat, Spargel, Milchprodukte, Fleisch
B_3 (Niacin)	Mangel führt zu Hautveränderungen, Ausschlag und Entzündungen.	Vollkornprodukte, ungeschälter Reis, Hefe, Gemüse (Chicorée, Grünkohl), Erbsen, Obst (Erdbeeren, Pfirsiche), Fleisch, Fisch
B_5 (Pantothensäure)	Mangel führt zu Kribbeln, „brennenden" Füßen, eingeschränktem Hörvermögen.	Milchprodukte, Eier, Fisch, Fleisch
B_6 (Pyridoxin)	Unterstützt als Coenzym die Enzyme, beispielsweise in der Leber.	Vollkornprodukte, Bohnen, Gemüse (Brokkoli, Pilze, Spinat, Kartoffeln, Avocado), Walnüsse, Erdnüsse, Fleisch
B_7/H (Biotin)	Mangel führt zu Hautstörungen, Haarausfall und Entzündungen.	Leber, Eier, Hefe, Sojabohnen, Walnüsse, Erdnüsse, Blumenkohl, Champignons
B_9 (Folsäure)	Wichtig für Zellteilung, Schutz vor Herzinfarkt.	Vollkornprodukte, Weizenkeime, Eier, Gemüse (Brokkoli, Grünkohl, Rosenkohl, Spargel, Blattspinat, Wirsing), Erdnüsse, Walnüsse, Fleisch
B_{12} (Cobalamin)	Blutbildung, Zellteilung, Nervensystem.	Milchsauer Vergorenes (Sauerkraut, Rote Bete, Algen), Hefe, Milchprodukte, Eier, Fleisch

* Das manchmal in dieser Gruppe genannte „Vitamin Q" (Coenzym Q10) gehört zu den Chinonen, reguliert den Eiweißstoffwechsel, entschlackt als „Putzsubstanz" die Zelle und trägt so zu ihrer optimalen Funktion bei – siehe auch Seite 128.

GUT ZU WISSEN

Säulen der Gesundheit

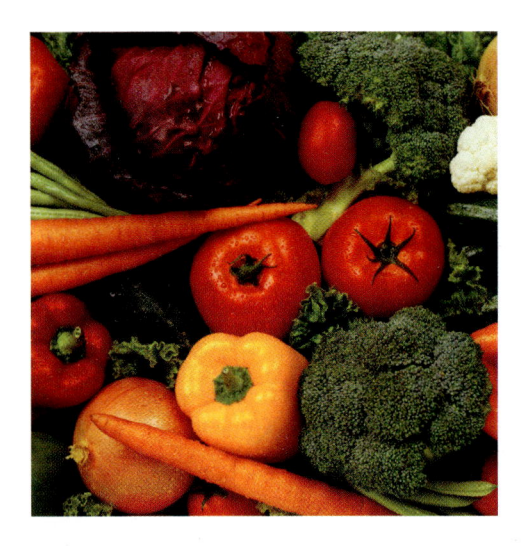

▲ Besser als künstliches Vitamin A: Gesundes Provitamin A ist enthalten in Karotten, Tomaten, Brokkoli und vielen anderen Gemüsesorten.

Eine Hypervitaminose durch Vitamin A tritt nur bei Aufnahme des aktiven A-Vitamin auf, das in dieser Form in Nahrungsergänzungsmitteln oder angereicherten Lebensmitteln enthalten ist. Provitamin A – die inaktive Vorstufe, die erst im Körper aktiviert wird – verursacht keine Hypervitaminose. Eine Einnahme von mehr als 30 mg aktivem Vitamin A pro Tag über einen längeren Zeitraum hinweg äußert sich akut in Kopfschmerzen, Schwindel und Erbrechen. Allgemein kommt es zu Schwäche und Erschöpfung, Hautschäden, Lippenentzündungen, Haarverlust, Kopfschmerzen, Lebervergrößerung, ausbleibender Menstruation sowie schmerzhaften Schwellungen der Knochen und Gelenke. In der Schwangerschaft kann eine Vitamin-A-Hypervitaminose auch Missbildungen des Kindes verursachen.

Eine Vitamin-D-Hypervitaminose führt zu Herzrhythmusstörungen sowie zur Entkalkung von Knochen, da zu viel Vitamin D die Aktivität der Knochen abbauenden Zellen (Osteoklasten) steigert. Damit einher geht eine starke Erhöhung des Kalziumgehalts im Blutplasma.

■ Die Vitamine A und D werden in der naturheilkundlichen Praxis zur Allergiebehandlung eingesetzt. Dies sollte jedoch nur unter Aufsicht eines erfahrenen Therapeuten geschehen.

Bei wasserlöslichen Vitaminen sind Hypervitaminosen selten, da ein Zuviel an diesen Vitaminen mit dem Urin ausgeschieden wird. Allerdings führt zu viel künstliches Vitamin C, wie es beispielsweise in Nahrungsergänzungsmitteln vorliegt, zu einer Übersäuerung des Gewebes.

Umweltbelastungen durch Gifte

Niemand zweifelt mehr daran, dass die Umweltbelastungen in den letzten Jahren zunehmen. Hinzu kommt, dass ein menschlicher Organismus, der sich nicht im Gleichgewicht befindet, empfänglicher wird für Stoffe wie Blei, Aluminium oder Cadmium.

Auch Kunstdünger und Spritzmittel (Pestizide) gegen Unkräuter (Herbizide), Insekten (Insektizide) sowie Pilze (Fungizide) werden heute in riesigem Ausmaß in der Landwirtschaft eingesetzt. Dies belastet nicht nur die damit behandelten Nahrungsmittel und die Böden, sondern auch die Pflanzen- und Tierwelt in der näheren und ferneren Umgebung der Anbauflächen. Wenn heute ein Bienenstich eine schwere Allergie auslöst, so liegt das häufig nicht allein an der Reaktion des Körpers auf das Bienengift, sondern auch daran, dass beim Stich Pestizide in den menschlichen Körper gelangen.

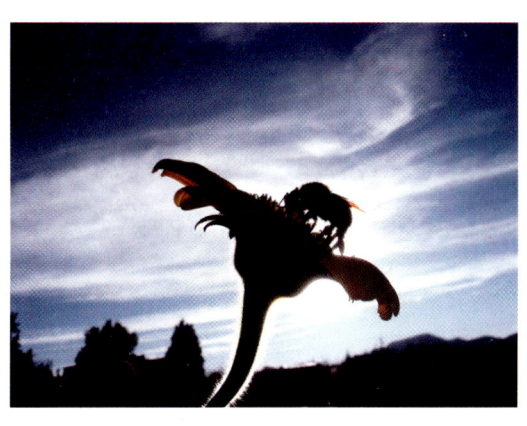

▲ Spritzmittel, die mit einem Insektenstich in den Körper gelangen, können heftige Reaktionen auslösen.

Noch weiß niemand, welche Folgen Atomversuche, Strahlenpannen oder brennende Ölfelder für die Natur und damit für uns Menschen haben. Darauf hat der einzelne Bürger keinen Einfluss. Umso wichtiger ist es, in dem Bereich, der uns zugänglich ist, steuernd einzugreifen, etwa bei der Ernährung oder der Einnahme von Antibiotika und anderen Medikamenten.

Säulen der Gesundheit

Gesundheitsblockaden mildern und beseitigen

Wichtige Voraussetzung für Gesundheit ist der ungestörte Energiefluss im Körper.

Um Allergien erfolgreich zu behandeln, müssen auch bewusste und unbewusste Blockaden behoben werden. Durch Blockaden stockt oder staut sich der Fluss der Lebensenergie (Chi) – sei es im Körper, in der Seele oder in der Umgebung.

- Narben oder chronische Entzündungen, beispielsweise im Zahnbereich, bewirken eine Blockade des Energieflusses und stehen einem Heilungsprozess im Weg.

Narben stören den Energiefluss

Nach der Traditionellen Chinesischen Medizin fließt die Lebensenergie entlang sogenannter Meridiane durch unseren Körper. Narben können diesen Energiefluss beeinträchtigen und zwar umso mehr, je größer oder verwachsener die Narben sind. In vielen Fällen schafft hier die Neuraltherapie (siehe auch Seite 108) Abhilfe. Dabei wird die Blockade des Energieflusses aufgehoben, indem man die Narbe mit einem Mittel zur örtlichen Betäubung (Procain) unterspritzt. Das Störfeld einer Narbe kann auch an weit entfernten Körperstellen Schmerzen oder Beschwerden verursachen, die durch das Unterspritzen schlagartig verschwinden können und manchmal nicht wieder auftreten. Das heißt in der Neuraltherapie „Sekundenphänomen". Die-

Mein Tipp

Selbstbehandlung von Narben

Reiben Sie die Narbe regelmäßig mit Calcium-fluoratum-Salbe ein (ca. 3 Monate lang). Gleichzeitig nehmen Sie Silicea D6, 3 × täglich 1 Tablette sowie Hyaluronidase D6, 3 × täglich 5 Globuli oder alternativ Graphites D4, 3 × täglich 5 Globuli. Alle genannten Substanzen erhalten Sie rezeptfrei in der Apotheke.

se Behandlungsform gehört in die Hand eines erfahrenen Fachmannes. Für die Selbstbehandlung besteht die Möglichkeit, die Narben durch verschiedene homöopathische Salben zu behandeln und so ihre störende Wirkung zu beseitigen. Zu erwähnen sind hier die Calcium-fluoratum-Salbe oder eine Elektrolytsalbe, auch mit Graphites-Salbe habe ich sehr gute Erfahrungen gemacht.

Sind Ihre Zähne in Ordnung?

Bitte stellen Sie sich einmal vor einen Spiegel und öffnen Sie den Mund – wie viel Metall blinkt Ihnen da in Form von Kronen, Brücken und Plomben entgegen? Ein Mensch, der gesund bleiben will, darf im Mundbereich höchstens eine Sorte Metall aufweisen! Außerdem muss getestet werden, ob er dieses Metall auch verträgt – das gilt besonders bei Allergikern.

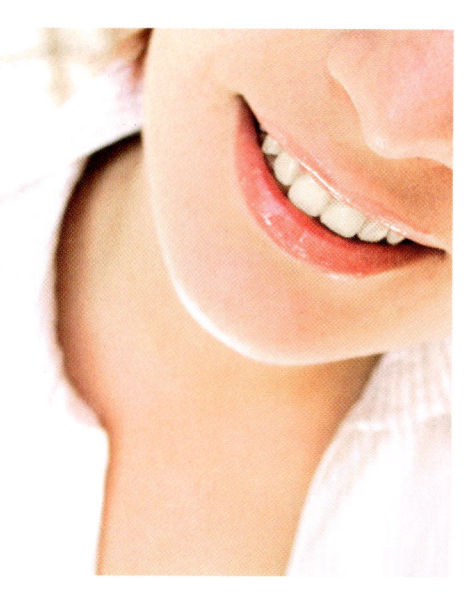

▲ Mit gesunden Zähnen ist gut lachen – gerade bei Allergien.

- Grundsätzlich empfiehlt sich bei jeder Allergie zunächst eine Zahnsanierung.

Es ist schon lange bekannt, dass elektrische Spannungen immer dann auftreten, wenn mindestens zwei verschiedene Metalle durch eine leitende Flüssigkeit in Verbindung stehen. Sie können das in jedem Lexikon unter dem Stichwort „Redoxpotenzial" nachlesen. Wenn Sie nun zwei verschiedene Metallsorten im Mund haben, wirkt das wie eine Batterie („Mundbatterie"). Dabei lösen sich aus dem unedlen Metall langsam, aber stetig, geladene Teilchen ab, die über den Speichel in den ganzen Körper gelangen und dort in den Stoffwechsel eingreifen.

49

Säulen der Gesundheit

Quecksilber, das sich beispielsweise aus Plomben löst, kann zu Vergiftungserscheinungen führen.

Die stärksten Auswirkungen haben Gemische aus Amalgam und Gold. Das heute für Zahnfüllungen verwendete Amalgam enthält etwa 50 % Quecksilber, ca. 35 % Silber und geringe Anteile an Kupfer und Zinn. Aus den Amalgamplomben lösen sich Quecksilber und Silber heraus und können Symptome hervorrufen wie Schwitzen, Durchfälle, Eiterungen, Entzündungen, verstärkten Speichelfluss, Ohrenschmerzen, sowie auf psychischer Ebene Konzentrationsschwäche oder mangelnde Willenskraft. Es wurde nachgewiesen, dass ionisiertes Quecksilber noch in einer Verdünnung 1:20000 als starkes Zellgift wirkt.

Aus naturheilkundlicher Sicht sollten alle Amalgamplomben entfernt und die bereits im Körper kreisenden Giftstoffe ausgeleitet werden. Lassen Sie sich bei der Wahl der Ersatzstoffe nicht nur vom Zahnarzt beraten. Unbedenklich, weil neutral gegenüber dem Stoffwechsel, sind vor allem Kunststoff, Porzellan und – wenn kein Amalgam mehr vorhanden ist – auch Gold. Wenn Sie allerdings zu hohem Blutdruck neigen, ist Gold nicht geeignet. In meiner Praxis teste ich bei Allergikern auch auf die Kleber, mit denen die Kronen oder der Zahnersatz befestigt sind.

▼ Während des Schlafes sind wir über relativ lange Zeit störenden Einflüssen ausgesetzt.

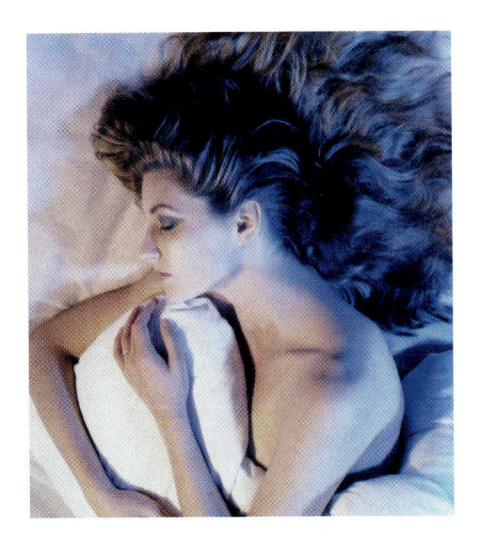

Störfelder in der Umgebung

Darunter versteht man in der Naturheilkunde all jene Einflüsse aus der Umgebung, welche die energetische Balance des Körpers aus dem Gleichgewicht bringen und so die Gesundheit massiv beeinträchtigen können. Diese Störungen sind besonders dann von Bedeutung, wenn sie über längere Zeit auf den Körper wirken können, beispielsweise am Schlafplatz.

Gesundheitsblockaden mildern und beseitigen

Nicht jeder Platz ist für guten, erholsamen Schlaf geeignet. Es gibt Plätze, an denen wir ausgeruht und erholt aufwachen, an anderen Stellen schläft man schwer ein, wird nachts häufig wach und steht morgens erschöpft auf. Besonders empfindlich reagieren Kleinkinder bis ins schulpflichtige Alter. Sie krabbeln in eine Ecke des Bettes, wälzen sich im Schlaf, schreien oder suchen das Bett der Eltern auf. Tiere wissen viel besser, welcher Schlafplatz für sie geeignet ist. Beispielsweise legen sich Hunde nie auf eine belastete Stelle, während Katzen diese Plätze offensichtlich geradezu suchen

Erwachsene Menschen neigen dazu, den Körper mit Schlaftabletten zu zwingen, an einem solchen Schlafplatz zu bleiben. Damit handeln wir jedoch gegen die natürliche Reaktion unseres Unterbewusstseins, das uns vor dem Energieverlust an einem ungeeigneten Schlafplatz bewahren will. Wird uns während der nächtlichen Erholungsphase auf Dauer Energie geraubt, stört dies das Gleichgewicht unseres Körpers ganz empfindlich. So ist beispielsweise Krebs nicht nur auf eine massive Stoffwechselstörung, sondern auch auf den Verlust von Energie zurückzuführen. Dies wurde bekannt als das Phänomen des „Krebsbettes". Es beruht auf der Beobachtung, dass in manchen Bauernfamilien über Generationen hinweg immer der Mann an Krebs starb – diese Männer lagen stets auf der gleichen belastenden Schlafstelle.

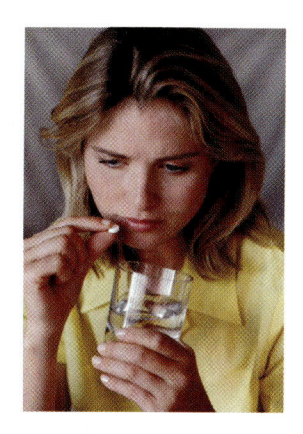

▲ Schlafproblemen sollte man auf den Grund gehen und sie nicht mit Schlaftabletten „wegbehandeln".

Mein Tipp
Ein unbelasteter Schlafplatz ist wichtig!

Sie können Ihren Schlafplatz mit einer Elektroakupunkturmessung kontrollieren lassen oder einen Rutengänger hinzuziehen. Lassen Sie sich aber bitte keine Spezialmatratzen, -netze oder -matten aufschwatzen – sie sind teuer, aber meist wirkungslos. Gute Erfahrungen habe ich dagegen mit Korkplatten unter dem Bett gemacht, am besten doppelt gelegt. Wenn möglich sollten Sie auch auf Radio- und Funkwecker in Ihrer Wohnung verzichten.

Säulen der Gesundheit

Neben den geopathischen Zonen wird unser Körper von weiteren äußeren Faktoren beeinflusst. Alle Stromleitungen sind umgeben von einem elektromagnetischen Feld unterschiedlicher Stärke. Befinden Sie sich in solch einem Feld, beeinflusst es auch geladene Teilchen in Ihrem Körper, also alle Vorgänge im Körper, an denen elektrische Ladungen beteiligt sind, unter anderem die Nervenfunktionen und energieliefernde Prozesse in den Zellen.

Sie können dem schädigenden Einfluss von elektrischen Feldern zumindest während des Schlafes entgehen, indem Sie einen sogenannten Netzfreischalter installieren. Er trennt automatisch alle Leitungen im Haus von der Hauptstromleitung, sobald kein Stromverbraucher mehr eingeschaltet ist. Daneben empfehle ich, alle elektrischen Geräte (außer Kühlschrank und Herd) auszustecken, besonders Radios inklusive Antenne, Fernseher und Fernsehantenne sowie alle Computer. Durch ihre langen Kabelleitungen wirken alle diese Geräte zudem als Empfänger, beispielsweise für Radiowellen. Dadurch entstehen ebenfalls elektrische Felder, auf die unser Körper besonders empfindlich reagiert. Durch das Ausstecken ersparen Sie sich Alpträume, nächtliches Schwitzen, geschwollene Augen am Morgen und vieles mehr.

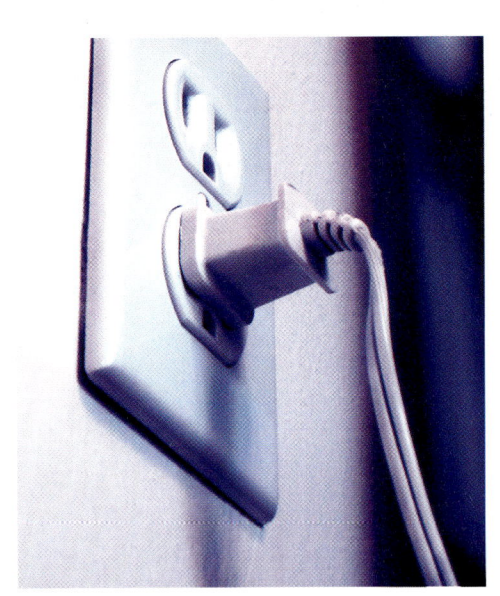

▲ Störfelder durch elektromagnetische Felder werden durch Netzfreischalter gemildert – oder indem man einfach den Stecker zieht.

> ▌ Die Einnahme von homöopathischen Mitteln macht gegenüber den genannten Störungen wesentlich sensibler und führt zu entsprechend heftigeren körperlichen Reaktionen.

Wenn die Psyche nicht gesund werden lässt

Menschen mit einer psychischen Blockade reagieren häufig „verkehrt", so wie beispielsweise Kinder, die nach Gabe von Beruhigungsmitteln erst recht „aufdrehen" oder nach einem Aufputschmittel einschlafen. Erfahrungsgemäß weisen Menschen, die sich etwas zumuten, was ihnen schlecht bekommt, eine unbewusste Blockade auf. Zu diesen Menschen gehören beispielsweise Raucher: Obwohl sie wissen, dass ihnen Rauchen schadet, tun sie es trotzdem. Kinesiologie und andere Techniken (siehe Seite 87 f.) bieten die Möglichkeit, sich selbst auf die Schliche zu kommen, so dass man wieder lernt, die Dinge abzulehnen, die einem schaden.

Revers-Blockaden hindern daran, gesund zu werden.

▪ Scheuen Sie sich nicht, bei ungelösten seelischen Konflikten professionelle Hilfe, beispielsweise durch einen Kinesiologen, in Anspruch zu nehmen.

Psychische Faktoren spielen besonders bei Neurodermitis eine wesentliche Rolle. Familiäre Streitigkeiten, Unruhe und Schulstress können Krankheitsauslöser sein. Besonders häufig sind sensible Kinder mit niedriger Frustrationstoleranz betroffen. In der Folge führt die Krankheit zu einer Überfürsorglichkeit der Eltern, was sich wiederum nachteilig auf die Entwicklung des Kindes auswirkt und die Eltern zunehmend (über)fordert und stresst. Diese angespannte Situation ist für das Abheilen der Hauterscheinungen nicht gerade förderlich. Wenn sich der Familienalltag nur noch um die Krankheit dreht, ist es daher wichtig, nicht nur den Stoffwechsel des kleinen Patienten zu regulieren, sondern auch die gesamte familiäre Situation zu entspannen, beispielsweise indem die Eltern eine Psychokinesiologie durchführen oder die Mutter mit Bach-Blüten unterstützt wird.

Es gilt, den Teufelskreis aus Überforderung und Stress zu durchbrechen.

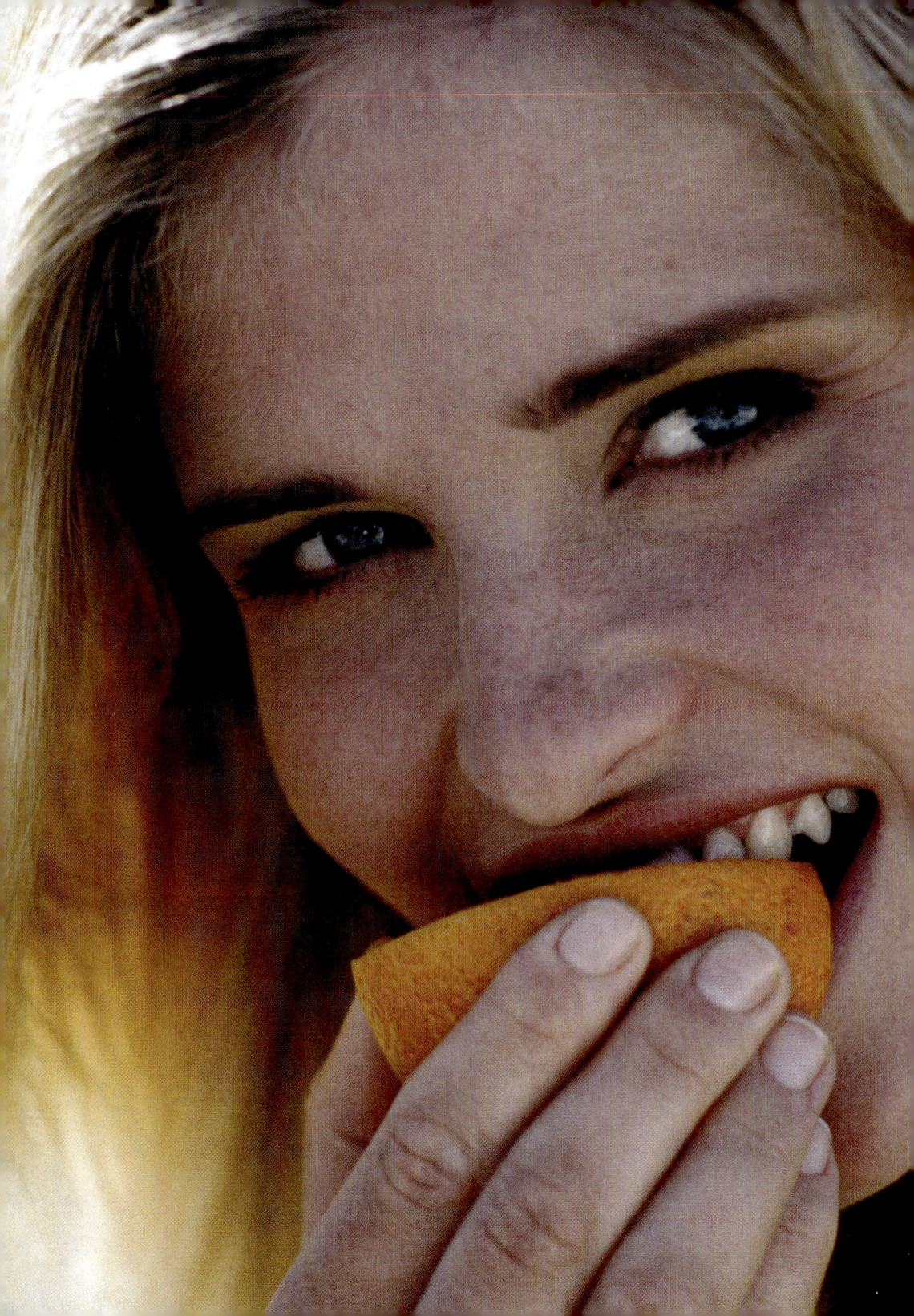

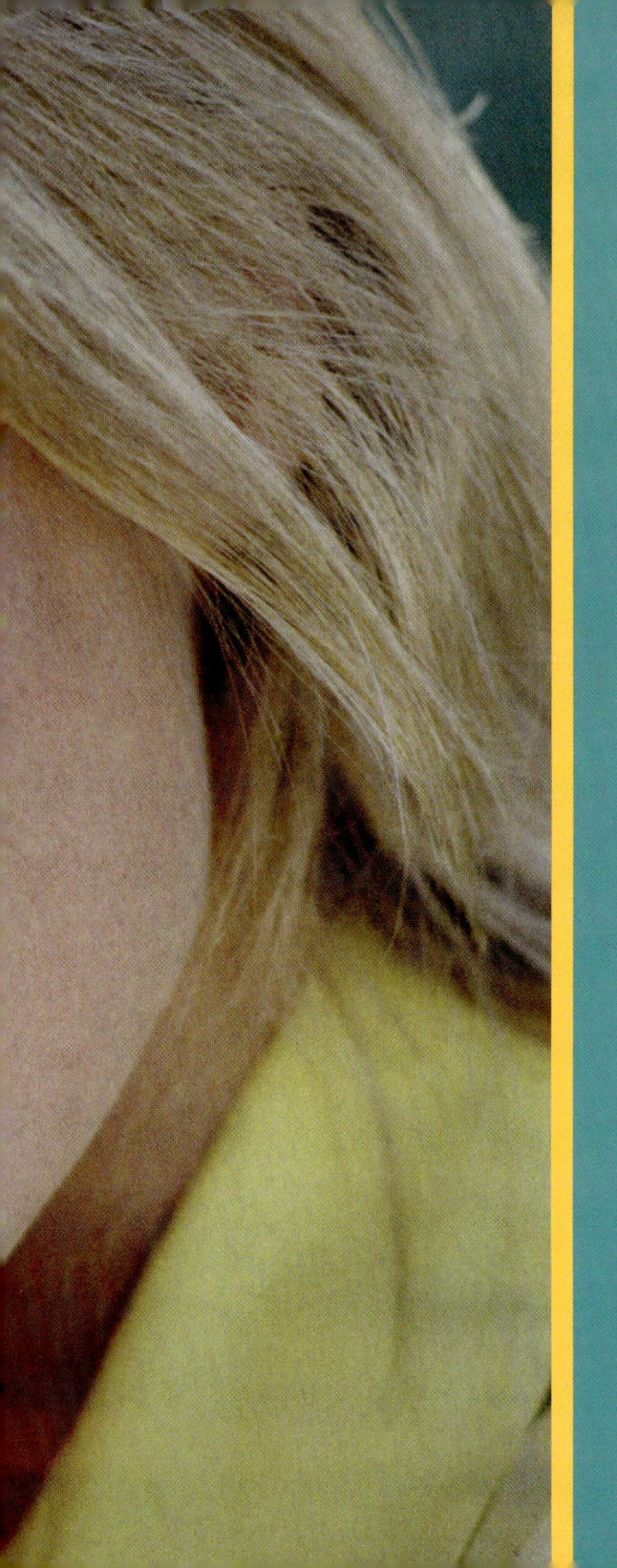

Das natürliche Allergie-Stopp-Programm

Entziehen Sie einer Allergie den Nährboden, indem Sie Ihre Schutzschilde von innen heraus stärken. Denn besser, als Allergene panisch zu meiden ist es, den Organismus so zu stabilisieren, dass er nicht mehr überreagiert, wenn Allergene auf ihn treffen. Die Naturheilkunde bietet Ihnen hierzu viele Möglichkeiten – und das alles ohne Nebenwirkungen!

Das natürliche Allergie-Stopp-Programm

Allergiefrei in drei Stufen

Wann ist der richtige Zeitpunkt für den Start? Klare Antwort: Jetzt! Das Allergie-Stopp-Programm können Sie zu jeder Jahreszeit beginnen, egal, ob die Pollensaison noch bevorsteht oder Sie sich schon mittendrin befinden. Die Grundidee des Allergie-Stopp-Programms besteht darin, den Organismus und die Psyche so zu stärken, dass Allergien „von innen" heraus der Boden entzogen wird. Das gelingt in drei Stufen, in denen Sie Ihre Schutzschilde stärken und Körper und Seele wieder ins Gleichgewicht bringen. Die meisten der vorgestellten Maßnahmen können Sie selbst durchführen. Dennoch empfehle ich, einen erfahrenen Therapeuten hinzuzuziehen. Er kann Ihre Bemühungen mit zusätzliche Maßnahmen unterstützen.

1. Stufe: Stoffwechsel optimieren (3 Wochen)

Mit dieser Stufe stärken wir das erste Schutzschild, das uns vor Allergenen schützt – den Stoffwechsel. Das gelingt mit einer Ernährungsumstellung, die unsere Verdauung so richtig auf Trab bringt. Mit Einnahme naturheilkundlicher Mittel können Sie den Stoffwechsel zusätzlich unterstützen. Bereits diese Stufe führt meist zu einer Besserung der Überreaktivität. Wenn Sie das Ergebnis noch optimieren möchten, können Sie die 2. Stufe „zünden" – Voraussetzung für den Start der Stufe 2 ist jedoch, dass Ihr Organismus nicht (mehr) übersäuert ist: Messen Sie ab dem Start jeden Tag Ihren Speichel-pH – alternativ den Urin-pH – morgens und abends vor den Mahlzeiten. In den meisten

Mein Tipp
Machen Sie eine Stuhlprobe

Ich empfehle, einige Zeit vor Start des Programms eine Stuhluntersuchung in die Wege zu leiten, um etwaigen Parasiten- oder Pilzbefall auszuschließen – Adresse siehe Seite 145. Falls sich hier ein positiver Befund ergibt, sollten Sie auf jeden Fall einen Arzt oder Heilpraktiker aufsuchen.

Fällen führt eine Stoffwechseloptimierung zu einer Normalisierung der pH-Werte im Körper. Liegen die genannten pH-Werte zwei Wochen nach dem Start noch nicht in den optimalen Bereichen (siehe Seite 29), empfiehlt sich vor Start der Stufe 2 eine einwöchige Entsäuerung mit homöopathisch aufbereiteten Mineralsalzen.

2. Stufe: Darm sanieren (3 Wochen)

Während dieser 2. Stufe behalten Sie die Ernährungsempfehlungen und die unterstützenden Maßnahmen der vorigen Stufe bei. Daneben widmen wir unsere Aufmerksamkeit nun verstärkt dem Darm. Er stellt die größte Kontaktfläche zwischen Organismus und Umwelt dar, denn neben seinen Verdauungsaufgaben spielt er eine wichtige Rolle bei Immunvorgängen. Ergab die empfohlene Stuhlprobe keine Hinweise, steht der Aufbau einer gesunden Darmflora im Vordergrund. Verstopfung oder Durchfall bekommen Sie

Allergiefrei in drei Stufen ◀

mit naturheilkundlichen Methoden in den Griff. War die Stuhlprobe positiv und es liegt ein Pilz- und/oder Parasitenbefall vor, müssen diese Probleme zunächst bereinigt werden. Bei einem starken Pilz- oder Parasitenbefall suchen Sie bitte einen Arzt oder Heilpraktiker auf.

Konzentrieren Sie sich zunächst 6 Wochen lang auf diese ersten beiden Stufen, die allein den Körper betreffen. Meist kommt es zu einer Verbesserung des Gesamtzustandes, was sich dann automatisch auch positiv auf die Psyche auswirkt. Ist nach dem genannten Zeitraum die Überreaktivität jedoch noch nicht zufriedenstellend gemildert, können Sie in Stufe 3 eine Umstimmung der Psyche hin zu mehr Stabilität und Harmonie herbeiführen.

3. Stufe: Psyche harmonisieren

Nicht nur die Schutzschilde des Körpers müssen stark gemacht werden. Auch Geist und Seele haben Anteil an der Entstehung und dem Aufrechterhalten einer Allergie. In dieser Stufe erfahren Sie, welche naturheilkundlichen Mittel und Maßnahmen Ihnen helfen, Ihr 3. Schutzschild, die Psyche, zu stärken. Da Körper und Psyche untrennbar miteinander verwoben sind, hat dies auch positive Rückwirkungen auf den körperlichen Bereich. In dieser 3. Stufe erwähne ich auch Maßnahmen, die allgemein zu einer Verbesserung der Befindlichkeit führen, beispielsweise Saunabesuche und viel Bewegung an frischer Luft. Diese Maßnahmen können Sie selbstverständlich auch schon ab Start des Programms durchführen.

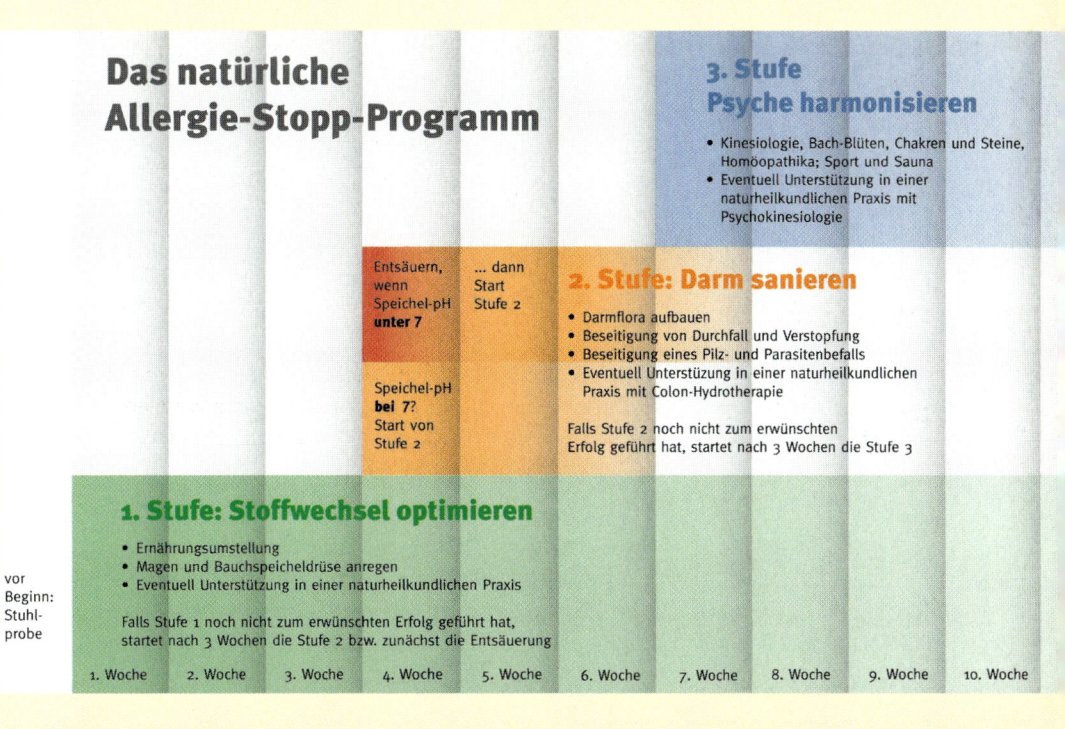

AUF EINEN BLICK

Das natürliche Allergie-Stopp-Programm

3. Stufe Psyche harmonisieren
- Kinesiologie, Bach-Blüten, Chakren und Steine, Homöopathika; Sport und Sauna
- Eventuell Unterstützung in einer naturheilkundlichen Praxis mit Psychokinesiologie

Entsäuern, wenn Speichel-pH **unter 7**
... dann Start Stufe 2

Speichel-pH **bei 7?** Start von Stufe 2

2. Stufe: Darm sanieren
- Darmflora aufbauen
- Beseitigung von Durchfall und Verstopfung
- Beseitigung eines Pilz- und Parasitenbefalls
- Eventuell Unterstützung in einer naturheilkundlichen Praxis mit Colon-Hydrotherapie

Falls Stufe 2 noch nicht zum erwünschten Erfolg geführt hat, startet nach 3 Wochen die Stufe 3

1. Stufe: Stoffwechsel optimieren
- Ernährungsumstellung
- Magen und Bauchspeicheldrüse anregen
- Eventuell Unterstützung in einer naturheilkundlichen Praxis

vor Beginn: Stuhlprobe

Falls Stufe 1 noch nicht zum erwünschten Erfolg geführt hat, startet nach 3 Wochen die Stufe 2 bzw. zunächst die Entsäuerung

1. Woche | 2. Woche | 3. Woche | 4. Woche | 5. Woche | 6. Woche | 7. Woche | 8. Woche | 9. Woche | 10. Woche

1. Stufe: Stoffwechsel optimieren

Wie wir nun wissen steht die Ernährung an der Spitze aller von außen kommenden Einflüsse auf den Stoffwechsel und damit auf das Immunsystem. „Deine Nahrung sei deine Medizin" sagte schon Hippokrates – und das gilt auch heute noch. Die richtige Ernährung liefert dem Organismus alle Stoffe, damit er gesund werden und bleiben kann. Bereits durch kleine Änderungen im Ernährungsverhalten lässt sich sehr viel tun, um den Körper und seine Schutzschilde zu stärken – und zwar nachhaltig! Im Folgenden nenne ich Ihnen einige Maßnahmen, die bei meinen Allergiepatienten eine deutliche Besserung bewirkten. Beginnen Sie Ihr Allergie-Stopp-Programm mit diesem Schritt, denn eine gut funktionierende Verdauung ist die Basis einer stabilen Gesundheit!

Ernährungsumstellung bildet die Grundlage

Gesäuerte Milchprodukte sind erlaubt.

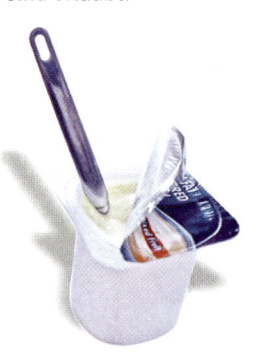

Die Ernährungsumstellung bildet den Einstieg in das Allergie-Stopp-Programm. Wenn Sie die folgenden Ernährungsregeln auch nach Ablauf des Programms einhalten, garantiert Ihnen das auch in Zukunft eine stabile Gesundheit.

Verzicht auf Kuhmilch
Ein wichtiger Punkt, um den Stoffwechsel zu stabilisieren, ist der Verzicht auf Kuhmilch, da diese zahlreiche Eiweißarten enthält, die das ohnehin überreagierende Immunsystem eines Allergikers zusätzlich belasten. Außerdem

1. Stufe: Stoffwechsel optimieren

enthält Milch Phytansäure, die bei manchen Menschen Störungen im Fettstoffwechsel verursachen kann. Dadurch lagern sich fetthaltige Substanzen inklusive der darin häufig enthaltenen Umweltgifte vermehrt in Fettdepots und im Gewebe ab und reichern sich so übermäßig stark im Körper an. Da in Sauermilchprodukten (Sauermilch, Buttermilch, Joghurt, Kefir) sowie in Käse das Milcheiweiß in veränderter Form vorliegt, sind diese Nahrungsmittel erlaubt, ebenso wie die Milch anderer Tiere (Ziege, Schaf, Stute) sowie Sojamilch.

Auf Käse müssen Sie ebenfalls nicht verzichten.

Verzicht auf Zucker und Süßigkeiten

Zucker verbraucht bei seiner Verstoffwechselung vor allem Kalzium, das im komplexen Zusammenspiel der Ionen im Körper als Gegenspieler von Natrium und Kalium fungiert. Während Letztere die Tendenz haben, Zellkolloide aufzuquellen, wie das beispielsweise bei Schwellungen der Fall ist, besitzt Kalzium die Fähigkeit, Oberflächen abzugrenzen und zu festigen und setzt so diesem Bestreben einen Widerstand entgegen. Außerdem bietet reichlich Zucker in der Ernährung ideale Wachstumsbedingungen für Darmpilze.

> **Mein Tipp**
>
> **Bio ist besser!**
>
> Geben Sie Produkten aus Bio-Anbau den Vorzug. Sie werden bei der Produktion deutlich weniger oder gar nicht mit Chemie belastet. Außerdem schont der sparsamere Einsatz von Dünger die Böden. Das wirkt sich ebenfalls positiv auf den Gehalt an Vitaminen und Mineralstoffen in Obst und Gemüse aus.

Verzicht auf Zusatzstoffe

Am besten – und das gilt nicht nur für Allergiker – sind Nahrungsmittel, die noch nie eine Fabrik gesehen haben! Die meisten industriell gefertigten Lebensmittel enthalten nämlich eine ganze Reihe von Stoffen, die von Natur aus hier nicht hingehören, sondern künstlich zugesetzt wurden. Hierzu gehören Farb- und Konservierungsstoffe, Antioxidationsmittel, Glutamat sowie Sulfite. Verwenden Sie deshalb – zumindest während des Allergie-Stopp-Programms – ausschließlich naturbelassene Nahrungsmittel und verarbeiten Sie diese selbst. Achten Sie darauf, dass diese Nahrungsmittel keine weiten Transportwege oder lange Lagerzeiten hinter sich haben, denn dadurch vermindert sich der Gehalt an Vitalstoffen enorm.

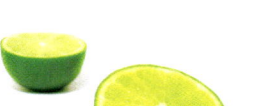

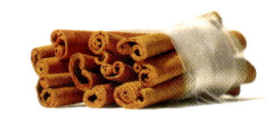

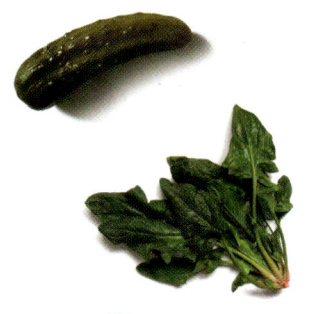

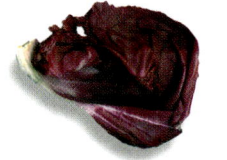

Bitteres und Saures regen die Verdauung an

Magen und Bauchspeicheldrüse spielen im Stoffwechsel eine zentrale Rolle. Gerade hier beeinträchtigen Störungen unseren Organismus und damit unser Immunsystem nachhaltig und leisten Allergien Vorschub. Unverzichtbar für einen rund laufenden Stoffwechsel sind Saures und Bitterstoffe – denken Sie an die Sprüche „Sauer macht lustig" oder auch „Was dem Munde bitter, ist dem Magen fromm". Diese sauren bitteren Stoffe können wir uns leicht durch die Ernährung zuführen:

- Saure Nahrungsmittel: Grapefruit, Äpfel, Zitronen, eingelegte Gurken, Rote Bete, Sauerkraut, Sauerrahm, Joghurt, Kefir, Früchtetees.
- Bittere Nahrungsmittel: So gut wie alle Salate (Chicorée, Endivie, Radicchio usw.), Spinat, Brokkoli, Kohl, Zimt, Curcuma, Nelken, Oliven, Walnüsse (sofern sie vertragen werden); sauer und bitter zusammen ergibt sich, wenn Sie geriebene Grapefruit-, Zitronen- oder Orangenschalen (Bio!) in den Joghurt rühren.
- Bittere Getränke: Abrotanum-Urtinktur, Teesorten wie Löwenzahn und Schafgarbe.

Bei sehr kleinen Kindern sowie bei Personen, die an Sodbrennen leiden und daher auf diese Nahrungsmittel und Gewürze verzichten sollten, kann man auf eines der folgenden homöopathischen Mittel ausweichen (3 × täglich 5 Globuli): Harpagophytum D2, Abrotanum D3, Iberis amara D6, Menyanthes D3.

OPTIMIEREN

1. Stufe: Stoffwechsel optimieren ▶

Mein Tipp

Damit Ihr Kind nicht nur Süßes mag

- Wenn Sie in der Stillzeit auf Süßigkeiten verzichten und Ihre Speisen würzen (natürlich nicht zu scharf!), lernt Ihr Kind jede Geschmacksrichtung bereits von klein auf kennen und gewöhnt sich auch an andere Geschmacksrichtungen wie bitter und sauer.
- Abrotanum-Urtinktur mit guten Obstsäften vermischen.
- Bittere Teesorten nur kurz ziehen lassen (1–2 Minuten) und etwas süßen (Honig, Zuckerrüben- oder Ahornsirup, Agavendicksaft).
- Salate kann man mit einer Dose Zuckermais versüßen oder für das Dressing etwas Rohrzucker oder Apfelbalsamico verwenden.
- Erfahrungsgemäß greifen Kinder gerne nach Rohkost wie Karotten, Paprika und Chinakohl, wenn diese schön bunt zusammen mit Käsestreifen auf einem Teller angerichtet ist.
- Der „Zuckersucht" und dem damit verbundenen Heißhunger kann man mit Salzstangen, Nüssen (sofern keine Allergie besteht) sowie guten Bio-Chips begegnen.

Die Produktion von genügend Verdauungssäften sollte bereits bei der ersten Mahlzeit des Tages angeregt werden. Daher empfehle ich zum Frühstück Brot, Butter und Salz statt Müsli, Obst oder Marmeladenbrot. Wählen Sie ein Brot aus fein gemahlenem Vollkornmehl ohne Backfertigmischungen (Bio!), das Salz (Meer- oder Steinsalz) sollte keine künstlichen Zusätze enthalten wie Jod, Fluor oder dergleichen. Wer Brot nicht mag, kann auf Rohkost ausweichen, die Müslifans können Hafer oder anderes Getreide in Wasser kochen und diesen Brei mit Salz und saurer oder auch süßer Sahne abschmecken.

„Vollkorn" bedeutet, dass Getreidekörner inklusive Keimling und Randschichten verarbeitet wurden.

Mittags regt eine leicht gesalzene Suppe als Vorspeise die Verdauungstätigkeit an, ein Salat zum Essen oder als Hauptgang ist ebenfalls gut wegen der im Dressing enthaltenen Säure.

STUFE 1: STOFFWECHSEL

Das natürliche Allergie-Stopp-Programm

Gut zu wissen

Sauerkraut – das Multitalent

Wer Sauerkraut mag, ist gut dran, denn es liefert neben Mineralstoffen wie Kalium, Kalzium und Eisen auch große Mengen der Vitamine B, C und K. Untersuchungen haben außerdem ergeben, dass die im Sauerkraut enthaltenen Isothiocyanate das Wachstum von Krebszellen eindämmen können. Ein weiteres Plus sind die Milchsäurebakterien, die den Weißkohl erst zum Sauerkraut machen. Sie helfen mit, die Darmflora zu stabilisieren.

Damit alle diese Pluspunkte Ihrer Gesundheit zugute kommen, empfiehlt es sich, das Kraut roh zu essen. Kaufen Sie sich in einem Bioladen oder im Reformhaus frisches Sauerkraut und essen Sie während des Allergie-Stopp-Programms regelmäßig 2–3 Gabeln davon als Zwischenmahlzeit. Ein Sauerkrautsaft tut ebenfalls gute Dienste. Mittlerweile bieten sogar schon größere Handelsketten Sauerkrautsaft in Bio-Qualität an.

Trinken Sie lieber nach dem Essen, denn Flüssigkeiten verdünnen die Verdauungssäfte.

Abends liefert ein Joghurt die Säure oder eines der anderen oben genannten Nahrungsmittel. Obst sollte bei jeder Mahlzeit stets als Letztes gegessen werden. Gewöhnen Sie sich an, beim Essen auf Getränke zu verzichten, denn diese verdünnen die Verdauungssäfte. Wer allzu durstig ist, kann etwas Tee oder gutes Wasser dazu trinken, dem man eventuell einen 1 TL Apfelessig beigemischt hat.

Viel Ballaststoffe

Mit ausreichend Ballaststoffen in der Ernährung kommt auch die Verdauung in Schwung.

Ballaststoffe müssen täglich aufgenommen werden, um Dünn- und Dickdarm zu einer rhythmischen Eigenbewegung (Peristaltik) anzuregen, durch die der Darminhalt weitertransportiert wird. Vollkornmehle (auch, wenn sie fein gemahlen sind) sowie Pflanzenfasern in Obst und Gemüse enthalten reichlich Ballaststoffe. Ist Ihr Darm noch etwas träge, helfen Trockenpflaumen und/oder getrocknete Feigen, auch in Öl eingelegte Gemüse (beispielsweise italienische und griechische Vorspeisen) wirken gut. Eine Tasse teeheißes Wasser, morgens auf nüchternen Magen getrunken, tut ebenfalls sehr gute Dienste. Daneben regt

1. Stufe: Stoffwechsel optimieren

körperliche Bewegung die Verdauung an, besonders Bauchmuskelübungen sind sehr effektiv. Auch eine sanfte Bauchmassage, kreisförmig im Uhrzeigersinn durchgeführt, bringt den Darm in Schwung. In ganz hartnäckigen Fällen hilft Magnesium sulfuricum D4, 3 × 1 Tablette/Tag.

Verdauung anregen mit naturheilkundlichen Mitteln

Unterstützen Sie die Stoffwechseloptimierung mit naturheilkundlichen Mitteln. Gut für den Magen sind bittere Tinkturen, beispielsweise Tinctura Gentiana, Tinctura Amara und Schwedenbitter (Reformhaus oder Apotheke).

Phytotherapeutika enthalten geballte Pflanzenkraft.

- Nehmen Sie von einer der genannten Tinkturen jeden Morgen einige Tropfen in heißem Wasser gelöst ein.

Auch Homöopathika können Magen und Bauchspeicheldrüse stärken. Ab Seite 64 nenne ich Ihnen einige Mittel, die ich seit Langem erfolgreich in meiner Praxis anwende.

- Wählen Sie jeweils ein Mittel für den Magen und eines für die Bauchspeicheldrüse und nehmen Sie diese während der ersten drei Wochen des Allergie-Stopp-Programms in der angegebenen Potenz und Dosierung ein.

Damit Sie bei der Auswahl nicht die Qual der Wahl haben, wählen Sie die Mittel aus, die von der Zusatzwirkung am besten zu Ihnen beziehungsweise Ihrem Kind passen.

Mein Tipp

Das macht die Haut schön!

Bewährt bei empfindlicher Allergikerhaut: Jeden Morgen einen Teelöffel Kürbiskernöl, in den einige Tropfen Schwedenbitter (verdünnt mit warmem Wasser) gegeben wurden. Dies ist erstens gut für den Magen und regt Stoffwechsel und Galle an. Zweitens verleiht Ihnen das im Öl reichlich enthaltene Vitamin E eine geschmeidige, schöne Haut, denn es dient der Regeneration und dem Schutz der Zellen.

STUFE 1: STOFFWECHSEL

Das natürliche Allergie-Stopp-Programm

Naturheilkundliche Mittel für eine gute Verdauung

Mittel	Dosierung pro Tag	Wirkungen und Besonderheiten
Regen den Magen an		
Abrotanum D2	3 × 5 Globuli	Gleichzeitig auch gegen Würmer und andere Parasiten (hierzu 20 Tropfen Urtinktur in warmem Wasser morgens trinken)
Alfalfa (Mediacago sativa) D4	3 × 5 Globuli	Regt Appetit und Verdauungstätigkeit an; der hohe Mangangehalt unterstützt die Bauchspeicheldrüse
Anacardium D6 oder D12	2 × 5 Globuli	Bei Verdauungsschwäche, Völlegefühl und aufgetriebenem Leib
Artemisia cina D4	3 × 5 Globuli	Stärkt den Magen gegen Parasiten
Berberis D3	3 × 5 Globuli	Setzt die Leberfunktion in Gang, auch sehr gutes Nierenmittel
Centaurium erythraea D2	3 × 5 Globuli	Wirkt sehr sanft, gutes Mittel bei Fieber
Condurango D6	3 × 5 Globuli	Hilfreich auch bei Hautreizungen, dann als D3, 3 × 5 Globuli oder 3 × 1 Tablette
Dioscorea D4	3 × 5 Globuli oder 3 × 1 Tablette	Hilfreich bei schwacher Verdauung und schmerzhaften Beschwerden im Bauch, trockenem Mund und fehlendem Durstgefühl
Gentiana lutea D3	3 × 5 Globuli	Steigert den Appetit
Harpagophytum D2	3 × 5 Globuli	Hervorragendes Mittel bei Rheuma und Gelenkbeschwerden

1. Stufe: Stoffwechsel optimieren

Mittel	Dosierung pro Tag	Wirkungen und Besonderheiten
Menyanthes D3	3 × 5 Globuli	Für nervöse Kinder, die nicht gerne essen
Nux vomica D6	3 × 5 Globuli	Bei Magenbeschwerden sowie nach Alkoholgenuss; allgemein gut für Menschen, die sich schnell ärgern
Taraxacum D3	3 × 5 Globuli	Sehr gutes Leber- und Gallemittel
Zingiber D6	3 × 5 Globuli	Bei Schwächezustand im Verdauungstrakt, Schweregefühl im Magenbereich (Gefühl wie von einem Stein)

Regen die Bauchspeicheldrüse an

Mittel	Dosierung pro Tag	Wirkungen und Besonderheiten
Acidum phosphoricum D12	2 × 5 Globuli	Bei Schläfrigkeit nach dem Essen und saurem Aufstoßen
Cajeputum D6	3 × 5 Globuli	Bei Blähungen und Auftreibung des Bauches durch Nervosität
Datisca D4	3 × 5 Globuli	Bei Stoffwechselstörungen und Diabetes
Eichhornia D4	3 × 4 Globuli	Allgemeine Regulation der Verdauungsvorgänge
Eucalyptus D4	3 × 5 Globuli	Bei Schmerzen im Oberbauch, Erbrechen und akutem Durchfall
Eugenia jambos D4	3 × 5 Globuli	Nach Alkoholgenuss und wenn der Bauch aufgetrieben ist
Jaborandi D6	3 × 5 Globuli	Bei vermehrter Schweißsekretion und Schleimbildung sowie bei Wassersucht

Das natürliche Allergie-Stopp-Programm

Sanfte Medizin: Phytotherapie und Homöopathie

Die grüne Medizin

Phytotherapeutika zählen neben Homöopathika und anthroposophischen Arzneimitteln zu Arzneien der alternativen („unkonventionellen") Therapierichtungen. Viele schwören auf die „grüne" Medizin, die schon seit vielen Jahrhunderten in den verschiedensten Medizinsystemen verwendet wird. Bei vielen pflanzlichen Arzneimitteln ist die klinische Wirksamkeit und Unbedenklichkeit heute wissenschaftlich nachgewiesen. Meist stammen die Arzneizubereitungen aus Frischpflanzen oder aus getrockneten Pflanzen, die entweder direkt für Tees, Rezepturmischungen und Tinkturen verwendet werden, oder fertig zubereitet in Apotheken gekauft werden können. Die Pflanzenextrakte bestehen aus einer Mischung unterschiedlichster Substanzen, die von Präparat zu Präparat variieren kann. Die Qualität, Wirksamkeit und Unbedenklichkeit der pflanzlichen Extrakte wird durch das Arzneimittelgesetz sichergestellt.

Ähnliches heilt Ähnliches

Ähnliches mit Ähnlichem heilen (Similia similibus curentur) – das ist der Grundgedanke der Homöopathie („homois" = ähnlich, „pathos" = leiden). Dieses Therapieprinzip wurde von dem Arzt Samuel Hahnemann (1755–1843) entwickelt. Die Idee dahinter: Substanzen, die bei Gesunden bestimmte Krankheitssymptome hervorrufen, heilen in einer hohen Verdünnung (Potenzierung) genau diese Krankheit. Im Unterschied zur Phytotherapie werden bei Homöopathika außer Pflanzen auch andere Substanzen verwendet, beispielsweise Metalle wie Gold, Silber, Quecksilber, Arsen, tierische Materialien, Produkte erkrankter Organe (Eiter), Mineralien, aber auch Immunglobuline, Botenstoffe und Aminosäuren, die, wie wir ja nun wissen, bei Allergien eine wichtige Rolle spielen. Im Grunde kann jeder Stoff homöopathisch aufbereitet werden.

Die gewählte Substanz wird bei der sogenannten Potenzierung (Kraftentfaltung) in vielen Schritten zum Teil so weit verdünnt, bis das Medikament nach den Gesetzen der Physik keinerlei Moleküle der Ausgangssubstanz mehr enthält, sondern nur noch das Verdünnungsmittel – Milchzucker oder Wasser/Alkohol. Mit heutigen naturwissenschaftlichen Vorstellungen ist die Wirkungs-

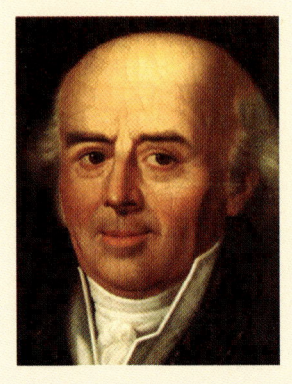

Samuel Hahnemann (1755–1843), Begründer der Homöopathie.

Sanfte Medizin: Phytotherapie und Homöopathie

Potenz	Verdünnung
D (Dezimal)	1 : 10, das heißt 1 Teil Ursubstanz zu 9 Teilen Milchzucker oder Wasser/Alkohol
C (Centesimal)	1 : 100, das heißt 1 Teil Ursubstanz zu 99 Teilen Milchzucker oder Wasser/Alkohol
Q/LM (Quinquagiesmillesimal)	1 : 50 000, das heißt 1 Teil Ursubstanz zu 49 999 Teilen Milchzucker oder Wasser/Alkohol

weise der Homöopathie (noch) nicht vereinbar, dennoch ist die Heilwirkung homöopathischer Mittel häufig erstaunlich.

In der Tabelle werden einige übliche Potenzen genannt: Bei der D1 wird 1 Teil Ursubstanz mit 9 Teilen Milchzucker oder Wasser/Alkohol vermischt. Von dieser D1 wird wiederum 1 Tropfen mit 9 Tropfen Flüssigkeit verdünnt und verschüttelt. Das ergibt die Potenz D2 usw. Das homöopathische Arzneibuch (HAB I) ist die gesetzliche Grundlage für die industrielle Herstellung der Potenzen. Im HAB I wird statt der Q- die Bezeichnung „LM-Potenz" verwendet.

Je höher eine Potenz gewählt ist, desto „höher" in der Hierarchie zwischen Geist, Seele und Körper wirkt das Homöopathikum auf den Menschen, desto länger hält die Wirkung an und desto größer ist die Kraft, mit der es ein Gift aus dem Körper löst.

Dieses plötzlich freigewordene Gift kann im Körper zu einer sogenannten Erstverschlimmerung führen, bei der sich vorhandene Symptome zunächst verschlimmern, bevor eine Heilung eintritt. Deshalb empfehlen sich für Laien tiefere Potenzen, da diese nur vorsichtige Anstöße geben. Auch homöopathische Komplexmittel (= Mischungen aus mehreren Substanzen) bieten für Laien gute Möglichkeiten zur Vorbeugung und Behandlung von Allergien. Generell gilt, dass körperliche Beschwerden wie Durchfall oder Husten schneller auf Tiefpotenzen ansprechen.

Die klassische Homöopathie verwendet ausschließlich Einzelmittel. Grundlage hierfür ist eine tiefgehende und grundlegende Anamnese des Patienten, bei der sämtliche individuellen Symptome aufgenommen werden. Im sogenannten Repertorium sucht man dann das Mittel, das genau das „richtige" für diesen Patienten ist – das sogenannte Konstitutionsmittel. Dieses Vorgehen bedarf großer Vorkenntnisse und sollte daher den „Profis" überlassen werden (siehe auch Seite 108).

Ein Therapeut kann Sie im Bereich der Stoffwechseloptimierung auch durch Gabe von potenzierten Aminosäuren unterstützen. Mit dieser Maßnahme werden die in einem gesunden Organismus natürlicherweise vorkommenden Aminosäuren in einer niedrigen Potenz zugeführt (unter D30, 1 × täglich), die krankhaft veränderten Aminosäuren mithilfe von Hochpotenzen (über D30, 1 × wöchentlich) aus dem Körper ausgeleitet. Um welche Aminosäuren es sich dabei handelt, kann durch Elektroakupunktur nach Voll (EAV) oder Kinesiologie (siehe Seite 89) ermittelt werden.

Das natürliche Allergie-Stopp-Programm

Zwischenschritt: 1 Woche entsäuern

Gerade bei Allergien ist häufig eine Verschiebung des Säure-Basen-Gleichgewichts im Organismus zu beobachten: Das Blut ist zu sauer, das Gewebe ebenfalls, im Gegensatz dazu ist die Magensäure nicht stark genug, und auch der Urin-pH liegt zu sehr im alkalischen Bereich und zeigt damit an, dass die im Stoffwechsel anfallenden Säuren nicht genügend ausgeschieden werden. Durch eine Verschiebung des Säure-Basen-Gleichgewichts werden sämtlich Prozesse im Körper beeinträchtigt, daher ist die Regulation des pH-Wertes ein weiterer wichtiger Schritt meines Allergie-Stopp-Programms.

- Eine Entsäuerung ist dann angezeigt, wenn Sie die Stufe 2 anschließen möchten und Ihr Speichel-pH *unter* 7 bzw. Ihr Urin-pH *über* 7 liegt. Befinden sich diese beiden pH-Werte im Optimalbereich (siehe Seite 29), können Sie sofort in die Stufe 2 einsteigen.

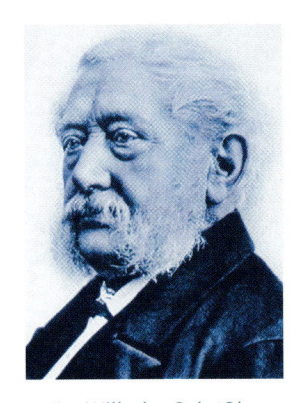

▲ Dr. Wilhelm Schüßler

Mineralstoffe mit Macht

Jede einzelne Zelle des Körpers ist auf das richtige „Arbeitsmilieu" angewiesen, um richtig funktionieren zu können. Dabei spielen Mineralstoffe eine wichtige Rolle, beispielsweise Eisen im Blut, Magnesium in den Muskeln, Kalzium und Phosphat in den Knochen, Phosphor in den Nervenzellen, Natrium, Kalium und viele mehr. Der Arzt Dr. Wilhelm Schüßler (1821–1898) fand heraus, dass es in erster Linie zwölf Mineralsalze sind, die im menschlichen Organismus lebenswichtige Funktionen übernehmen und entwickelte ein Therapieverfahren, bei dem Mineralsalze in

Zwischenschritt: 1 Woche entsäuern

homöopathischen Dosierungen den Mineralhaushalt des Körpers wieder ins Gleichgewicht bringen. Die Liste seiner zwölf Salze wurde nach seinem Tod durch seine Schüler mit weiteren wichtigen Mineralsalzen vervollständigt.

Das entscheidende ist die homöopathische Aufbereitung der Mineralien, die in unterschiedlichen Potenzierungen erhältlich sind. Nur durch diese Aufbereitung sind sie in der Lage, Störungen im Mineralstoffwechsel zu beheben. Normale, hochkonzentrierte Präparate dagegen gelangen nur in unzureichendem Maße in die Zellen hinein, und müssen deshalb in großen Mengen eingenommen werden, was Nebenwirkungen zur Folge hat.

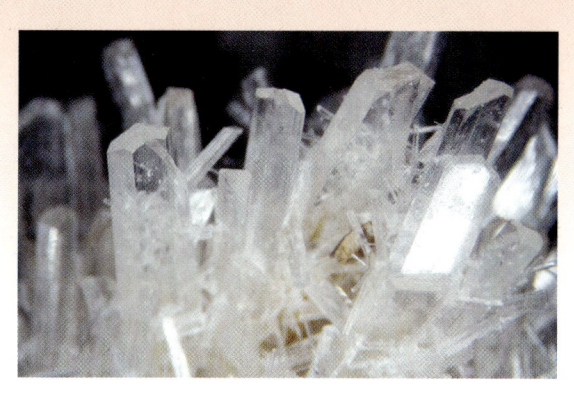

▲ Erst die homöopathische Aufbereitung der Salzkristalle macht die Mineralstoffe für den Körper optimal verfügbar.

- Zur Entsäuerung empfehle ich die gleichzeitige Einnahme von Kalzium-, Magnesium-, Kupfer- und Natriumsalzen. Wählen Sie je nach zusätzlicher Indikation unter den folgenden Mitteln das für Sie passende aus (siehe Tabelle ab Seite 70).

Natriumsalze werden in einer höheren Potenz eingenommen, um überschüssiges Natrium im Körper zu senken, was für allergische Reaktionen wie beispielsweise Schwellungen von Bedeutung ist (siehe Seite 59).

Daneben hilft es zum Entsäuern, viel zu trinken und regelmäßig in die Sauna zu gehen. Auch je 5 Tropfen Coriander und Allium-ursinum-Urtinktur (beides Alcea) in einen Tee gemischt unterstützen die Entsäuerung. Birkenblättertee oder ein Entsäuerungstee (= Mischung aus Brennnessel, Wacholder, Schafgarbe, Bitterklee und Löwenzahn) halten auch nach dem Allergie-Stopp-Programm die pH-Werte im optimalen Bereich. In einer naturheilkundlichen Praxis

Alle genannten Tees und Präparate erhalten Sie in der Apotheke oder in einem Reformhaus.

Das natürliche Allergie-Stopp-Programm

Homöopathische Mineralsalze zum Entsäuern

Mineralsalz	Dosierung pro Tag	Zusätzliche Indikationen
Calcium carbonicum D2	3 × 1 Tablette	Allergien, Neigung zum Schwitzen am Hinterkopf
Calcium fluoratum D6	3 × 1 Tablette	Kariesprophylaxe, Sehnenprobleme
Calcium jodatum D6	3 × 1 Tablette	Bei Neigung zu Schilddrüsenproblemen
Calcium phosphoricum D4	3 × 1 Tablette	Unruhe, Knochenbrüche
Calcium silicicum D4	3 × 1 Tablette	Dünne Haare, Haarausfall
Calcium sulfuricum D4	3 × 1 Tablette	Schwitzen, hilft bei der Regulation des Eiweißstoffwechsels
Cuprum metallicum/ Cuprum aceticum D6	3 × 1 Tablette	Zur besseren Verwertung von Kalzium und Eisen
Magnesium carbonicum D3	3 × 1 Tablette	Bei Übersäuerung des Magens, Sodbrennen
Magnesium muriaticum/ Magnesium chloratum D3	3 × 1 Tablette	Bei zu schwacher Magensäure
Magnesium phosphoricum D4	3 × 1 Tablette	Blähungen, Verstopfung
Natrium arsenicum D30	1 × 5 Globuli	Hautausschläge, Psoriasis, Durchfall
Natrium carbonicum D30	1 × 5 Globuli	Konzentrationsschwierigkeiten, geistige Verlangsamung
Natrium carbonicum D3	3 × 2 Tabletten	Stabilisiert die Puffersysteme im Blut, wirkt auch gegen Kopfschuppen

Zwischenschritt: 1 Woche entsäuern

Mineralsalz	Dosierung pro Tag	Zusätzliche Indikationen
Natrium muriaticum D30	1 × 5 Globuli	Bei geschwächter Konstitution, Hauptmittel bei Heuschnupfen
Natrium nitricum D30	1 × 5 Globuli	Saures Aufstoßen, hilft bei der Regulation des Eiweißstoffwechsels
Natrium phosphoricum D30	1× 5 Globuli	Hilfreich bei der Fettverdauung und zur Unterstützung der Galle
Natrium silicicum D30	1 × 5 Globuli	Schwindel, Schmerzen
Natrium sulfuricum D30	1 × 5 Globuli	Entlastet die Leber, hilft gegen bitteren Geschmack im Mund

kann man zusätzlich eine Detoxikation (siehe Seite 129) durchführen lassen, die ebenfalls entsäuernd wirkt.

Wie geht es weiter?

In vielen Fällen führt bereits die Stoffwechseloptimierung, eventuell mit einer anschließenden Entsäuerung, zu einer deutlichen Besserung der Symptomatik, da ein stabiler Stoffwechsel der Allergie von innen heraus langsam den Boden entzieht. Beherzigen Sie die Ernährungsempfehlungen weiterhin und machen Sie sie zu einem festen Bestandteil Ihres täglichen Lebens.

Wenn Sie das Ergebnis optimieren oder die Heilung beschleunigen möchten, haben wir in der Stufe 2, der Darmsanierung, noch weitere Möglichkeiten zur Verfügung, um einer Allergie Paroli zu bieten.

Das natürliche Allergie-Stopp-Programm

2. Stufe: Darm sanieren

Wenn die Ernährungsumstellung und eine eventuell nötige Entsäuerung noch nicht zu einer deutlichen Besserung der Allergiesymptomatik geführt haben, wenden wir uns nun verstärkt dem Darm zu, denn Gesundheit und Wohlbefinden hängen in hohem Maße von einem gut funktionierenden Darm ab. Um optimal arbeiten zu können, braucht ein gesunder Darm insbesondere den mechanischen Reiz von unverdaulichen Stoffen aus der Nahrung. Deshalb nehmen wir mit der Nahrung weiterhin viele Ballaststoffe auf (siehe Seite 62). Neben einer ausreichenden Darmperistaltik ist aber auch die richtige Zusammensetzung der Darmflora essenziell.

Ballaststoffe sind in Getreide (Vollkorn), Obst, Gemüse und Hülsenfrüchten enthalten.

Info

Ein gesunder Darm lässt Allergien verschwinden

Schon die Chinesen wussten: „Je gesünder der Darm ist, umso besser funktioniert die Lunge." Bei allergischen Reaktionen der Atemwege, wie Bronchitis, Asthma und Heuschnupfen, ist eine Darmsanierung die Grundlage zur Verbesserung der Situation, denn wenn Lunge und Dickdarm überfordert sind, kommt es auch zu Reaktionen auf der Haut wie Ekzeme und Neurodermitis.

Unsere Darmflora setzt sich aus verschiedenen Bakterienarten zusammen, von denen einige nur mithilfe von Sauerstoff existieren können. Wird der Darm jedoch schlechter mit Sauerstoff versorgt, beispielsweise wegen einer Beeinträchtigung der Atemwege durch eine Bronchitis, kommt das den Bakterienarten zugute, die mit weniger oder ohne Sauerstoff existieren können. Hierzu gehören viele krank machende (pathogene) Arten. Sie rufen Gärungsprozesse hervor und produzieren zahlreiche Gifte, die durch die Schleimhaut der Darmwand aufgenommen (resorbiert) werden und den Organismus schädigen. Um also eine Allergie erfolgreich zu behandeln, muss man zunächst das Milieu des Darmes optimieren.

2. Stufe: Darm sanieren ▶

Eventuelle Probleme wie Verstopfung und Durchfall müssen hierfür beseitigt werden. Wurden bei der Stuhluntersuchung Pilzbefall und/oder Eier von Parasiten festgestellt, müssen vorrangig diese Probleme angegangen werden, bevor der Startschuss für den Aufbau einer optimalen Darmflora fallen kann.

▪ Was Sie bei Durchfall und Verstopfung tun können lesen Sie ab Seite 75. Wenn bei der Stuhluntersuchung Parasiten festgestellt wurden, suchen Sie bitte einen Arzt auf. Wenn Pilzbefall vorliegt, lesen Sie bitte weiter ab Seite 78.

Darmflora aufbauen

Mit einer Optimierung der Darmflora bringen Sie Ihren Verdauungstrakt endgültig auf Vordermann. Dieser Schritt erfolgt auch grundsätzlich nach einer Colon-Hydrotherapie (siehe Seite 81), wie sie beispielsweise bei einem Pilz- oder Parasitenbefall durchgeführt wird.

Der Darmtrakt mit seiner Oberfläche von 200–300 m² stellt die größte Kontaktfläche des Menschen mit seiner Umwelt dar. Er bietet Lebensraum für bis zu 400 verschiedene Bakterienarten, beispielsweise Laktobazillen, Bifidobakterien, Enterobakterien und Enterokokken. Diese sogenannte Darmflora bildet sich in den ersten Lebenstagen und bleibt in einem gesunden Organismus relativ stabil. Sie sitzt teils auf der Darmschleimhaut, teils befindet sie sich frei im Darm. Die festsitzenden Bakterien produzieren immer neue Generationen, die den Nahrungsbrei bearbeiten und gleichzeitig verhindern, dass sich krank machende Bakterien ansiedeln.

Eine intakte Darmflora ist Voraussetzung für ein stabiles Immunsystem.

Wird die Zusammensetzung der Darmflora durch Medikamente (beispielsweise Antibiotika) oder andere Ursachen wie Stress und ungeeignete Ernährung verändert, finden

STUFE 2: DARM

Das natürliche Allergie-Stopp-Programm

sich plötzlich im Darm Bakterien, die hier nicht hingehören, oder es fehlen diejenigen, die der Darm für seine Arbeit benötigt. Man nennt diesen Zustand Dysbiose. Das führt einerseits dazu, dass Vitamine, Kohlenhydrate, Aminosäuren und Mineralstoffe nicht mehr richtig aus dem Nahrungsbrei aufgenommen werden können, was den Organismus schwächt. Andererseits produzieren die körperfremden Bakterien Giftstoffe, die über den Darm aufgenommen werden, die Entgiftungsvorgänge der Leber und Nieren belasten und letztlich sogar die Funktionen des Gehirns stören können. Diese Selbstvergiftung äußert sich in Vitalitätsverlust, Müdigkeit, Depressionen, Konzentrationsmangel, Aggressivität und Angstzuständen.

> Bei Allergikern ist die natürliche Lebensgemeinschaft von Darmbakterien und Mensch gestört.

Heute ist hinreichend bekannt, dass eine enge Verbindung zwischen Stoffwechselvorgängen und Immunsystem besteht. Etwa 80 % des über den ganzen Körper verteilten Immunsystems befindet sich an den Wandungen von Dünn- und Dickdarm, in der Falten, Zotten sowie Ein- und Ausstülpungen eine riesige Austauschoberfläche bilden. Deswegen ist ein optimal funktionierender Darm Grundlage für die erfolgreiche Allergiebehandlung.

Die folgenden Präparate (Apotheke) bauen Ihre Darmflora auf – suchen Sie sich eines davon aus und nehmen es während der dreiwöchigen Darmsanierung morgens, mittags und abends vor dem Essen ein:

- Mikroflorana (Einnahme laut Beipackzettel)
- Colibiogen (3 × täglich 10 Tropfen), auch für Kinder geeignet
- Bactoflor (3 × täglich 1 Messerspitze), auch für Kinder geeignet.

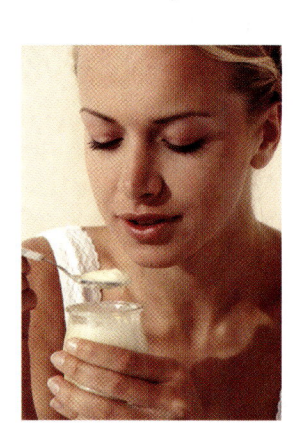

▲ Auch regelmäßiger Verzehr von rechtsdrehender Milchsäure, beispielsweise in Joghurt, verhilft zu einer gesunden Darmflora.

2. Stufe: Darm sanieren

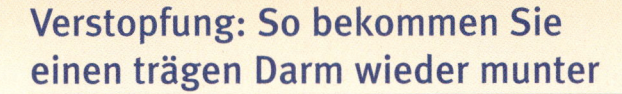

Verstopfung: So bekommen Sie einen trägen Darm wieder munter

Die Hauptursache von Verstopfung ist jahrelange Fehlernährung. Deshalb hat bei vielen Menschen der Darm seine Bewegungsfähigkeit eingebüßt. Schlacken, Verkrustungen und verhärtete Substanzen in den Darmtaschen verhindern eine normale Darmperistaltik und damit den Weitertransport des Darminhaltes. Um wenigstens einigermaßen Abhilfe zu schaffen, nehmen viele Betroffene immer stärkere Abführmittel ein, die aber auf Dauer den Darm noch müder machen und mehr und mehr der Darmschleimhaut zusetzen und sie zerstören. Die Naturheilkunde kennt wesentlich schonendere und nachhaltigere Methoden, beispielsweise Homöopathika und homöopathisch aufbereitete Mineralsalze (siehe Tabelle Seite 76).

Einläufe sind eine weitere bewährte und nebenwirkungsfreie Möglichkeit, um bei Verstopfung schnell Abhilfe zu schaffen. Hierfür sind in jeder Apotheke sogenannte Irrigatoren erhältlich, mit deren Hilfe körperwarmes Wasser in den Darm eingeführt werden kann. Wenn Sie dem Spülwasser zusätzlich Kaffeekohle oder Kaffeesalz (beides in Apotheken) zusetzen, wirkt dies noch effektiver. Daneben helfen Einläufe auch dabei, Fieber zu senken.

Eine unzureichende Eigenbewegung des Darms (Peristaltik) kann auch durch eine unzureichende Funktion von Bauchspeicheldrüse oder Galle hervorgerufen werden. Stress und Ärger können Krämpfe an den Gallengängen und der Einmündung der Bauchspeicheldrüse in den Dünn-

Mein Tipp

Turbo-Kur bei Verstopfung

Wenn die Verstopfung sehr hartnäckig ist, lösen Sie jeweils 5 Tabletten Cuprum metallicum D6, Magnesium phosphoricum D4 und Natrium sulfuricum D3 in lauwarmem Wasser auf und trinken diese Mischung schluckweise morgens vor dem Frühstück sowie abends. Normalerweise erfolgt spätestens nach der zweiten „Ladung" eine „Entladung". Falls sich am dritten Tag immer noch nichts tut, konsultieren Sie bitte einen Arzt oder Heilpraktiker.

Homöopathika und Einläufe helfen bei Verstopfung.

Das natürliche Allergie-Stopp-Programm

Naturheilkundliche Mittel bei Verstopfung

Mineralsalz	Dosierung pro Tag	Wirkungen, Besonderheiten, zusätzliche Indikationen
Mineralsalze		
Cuprum metallicum D6	3 × 1 Tablette	Krämpfe im Darm
Magnesium phosphoricum D4	3 × 1 Tablette	Blähungen
Natrium sulfuricum D3	3 × 1 Tablette	Bei sehr hartnäckiger Verstopfung
Homöopathika		
Aluminum D30	2 × 5 Globuli	Trockenheit des Mundes
Nux vomica D30	2 × 5 Globuli	Bei Menschen, die sich viel ärgern
Opium D30	2 × 5 Globuli	Bei Verstopfung nach Trauma (Unfälle, Operationen)
Mittel für die Galle		
Curcuma D2	3 × 5 Globuli	Regt die Darmtätigkeit an
Aranea avicularis D6	3 × 5 Globuli	Bei Verkrampfung der Galle
Plumbum-phoenix-Tropfen	3 × 20 Tropfen	Bewährt bei Gallensteinen
Phoenix-tartarus-Tropfen	3 × 20 Tropfen	Bewährt bei Gallensteinen

darm verursachen, die verhindern, dass ausreichend Verdauungssäfte in den Darm gelangen und er auf diese Weise zur Tätigkeit angeregt wird. Hier helfen Galle anregende Mittel – im Handel sind Einzelmittel sowie Komplexpräparate erhältlich (siehe Tabelle oben).

Seelische Probleme, Ärger und Stress spielen bei Verstopfung ebenfalls eine wichtige Rolle.

Außerdem führen seelische Probleme über nervöse Reflexe zu Verkrampfungen der gesamten Darmmuskulatur und damit auch zum Austrocknen der Schleimhäute. Da der Darminhalt nun nur noch unzureichend weitergeleitet

2. Stufe: Darm sanieren

wird, reichern sich Giftstoffe rapide an und verstärken oft die seelischen Unstimmigkeiten, die diesen Zustand herbeiführten – ein verhängnisvoller Kreislauf. Deshalb ist es wichtig, bei Darmproblemen wegen der gegenseitigen Beeinflussung nicht nur den Stoffwechsel zu behandeln, sondern sich auch der Psyche zu widmen (siehe Seite 86).

Durchfall stoppen

Neben Verstopfung ist Durchfall eine weiteres Darmproblem, das den Verdauungstrakt und damit die Gesundheit belastet. Um die Ursache von länger anhaltendem Durchfall festzustellen empfiehlt sich eine Stuhlprobe.

Länger anhaltender Durchfall kann durch Parasiten verursacht sein.

Naturheilkundliche Mittel bei Durchfall

Mineralsalz	Dosierung pro Tag	Wirkungen, Besonderheiten, zusätzliche Indikationen
Schwarze Kohle (Kohlekompretten)	3 × 2 Tabletten	Bindet die Gifte im Darm
Heilerde (innerlich)	nach Vorschrift in Wasser auflösen, 1- bis 2-mal täglich	Schafft ein gesundes Milieu für die Darmflora
Kolibakterien	3 × 1 Tablette bzw. 3 × 10 Tropfen	Bei chronischem Durchfall
Homöopathika		
Aloe D6	3 × 5 Globuli	Bei Brennen und Jucken am After, Blähungen
Arsenicum album D30	3 × 5 Globuli	Bei akutem Durchfall
Chelidonium D3	3 × 5 Globuli	Entlastet die Leber
Taraxacum D3	3 × 5 Globuli	Bitterstoff für den Magen

STUFE 2: DARM

Das natürliche Allergie-Stopp-Programm

Pilzbefall beseitigen

Unser Körper führt einen ständigen Abwehrkampf gegen zahlreiche Pilze, die in der Umgebung praktisch allgegenwärtig sind. Pilze finden auch in einem gesunden Körper durchaus einen Lebensraum, aber die Besiedlungsdichte hält sich in engen Grenzen. Wenn der Stoffwechsel jedoch nicht in Ordnung und die Abwehr geschwächt ist, haben Pilze leichtes Spiel. Sie vermehren sich mehr und mehr und besiedeln Darm, Genitaltrakt, Blase, Lunge oder Haut. Das hat ungute Folgen, denn Pilze produzieren Gase und sogenannte Fuselalkohole, die nicht wie gewöhnlicher Alkohol in der Leber durch das Enzym Alkoholdehydrogenase abgebaut werden können. So reichern sich in der Leber immer mehr dieser Fuselalkohole an und führen auf Dauer zu einer Schädigung dieses Organs. Auf den Pilzbefall reagiert der Körper mit den unterschiedlichsten Symptomen, die teilweise auch von einer allergischen Reaktion herrühren.

Um einen Pilzbefall loszuwerden, nützt es nichts, diese Symptome zu unterdrücken. Es müssen zunächst die Ursachen beseitigt werden, nämlich der gestörte Stoffwechsel und ein falscher pH-Wert. Grundlage bildet der konsequente Verzicht auf Zucker jeglicher Art sowie alle anderen Ernährungsempfehlungen, die Sie ab Seite 58 nachlesen können. Daneben empfiehlt es sich, morgens ein halbes Glas Obstessig oder Zitronenwasser zu trinken – das treibt die Pilze schneller aus und entgiftet den Darm. Ersetzen Sie auch jede Woche Ihre Zahnbürste und verzichten Sie auf fluorhaltige Zahnpasta.

Info

Hinweise auf Pilzbefall

- Juckreiz, Entzündungen und Rötungen im Genitalbereich und am After
- Migräne durch aufgenommene Gifte aus dem Darm
- Knochen- und Muskelschmerzen
- Asthma, chronische Bronchitis, Parodontose
- Augen- und Ohrenschmerzen
- Blasenreizung
- „ein Brett vor dem Kopf", bereits nach geringen Mengen Alkohol schnell betrunken
- Heißhunger auf Süßes

SANIEREN

2. Stufe: Darm sanieren ▶

Eine Ernährungsumstellung allein reicht jedoch häufig nicht aus, da die Pilze häufig schon in die Darmwand eingewachsen sind und so Zugang zum Blutkreislauf haben. So bleiben selbst bei der strengsten Diät immer noch Reste von Pilzbesiedlungen im Organismus übrig, denen nur durch eine Veränderung des Milieus die Lebensgrundlage entzogen werden kann. Hier steht die Normalisierung des pH-Wertes im Vordergrund und es empfiehlt sich, eine Woche lang zu entsäuern (siehe Seite 68 f.).

Sollten diese Maßnahmen nicht zu einer Besserung geführt haben, empfehle ich Ihnen, eine „Kur" gegen Pilz- und Parasitenbefall inklusive Colon-Hydrotherapie in einer naturheilkundlichen Praxis durchführen zu lassen (siehe Seite 81 f.).

> **Mein Tipp**
>
> **Weg mit lästigem Fußpilz**
>
> Fuß- und Nagelpilze sind Zeichen eines durch Allergien oder andere Erkrankungen beanspruchten Organismus. Um sie loszuwerden, machen Sie einmal täglich ein Fußbad. Lösen Sie dazu jeweils 1 EL Essig und Salz in angenehm temperiertem Wasser auf und baden Sie Ihre Füße darin 20–30 Minuten. Nach dem Bad reiben Sie die befallenen Nägel mit Teebaumöl (Apotheke) ein und nehmen täglich zwei Nelkenkapseln.

Was tun bei Parasitenbefall?

Fast immer ist Parasitenbefall eine Begleiterscheinung bei Pilzbefall. Insbesondere durch Reisen in Länder, in denen alle Arten von Parasiten viel verbreiteter sind als bei uns, nimmt der Befall mit diesen störenden Mitbewohnern heutzutage immer mehr zu. In diesen meist recht warmen Ländern werden übrigens die Speisen häufig wesentlich schärfer gewürzt, als wir es in Mitteleuropa gewohnt sind – mit gutem Grund, denn Parasiten mögen kein scharfes Essen, es beugt also in gewissem Umfang einem Befall vor.

- Verwenden Sie öfter scharfe Gewürze, sie beugen Parasitenbefall vor. Auch Nelke wirkt antiparasitär.

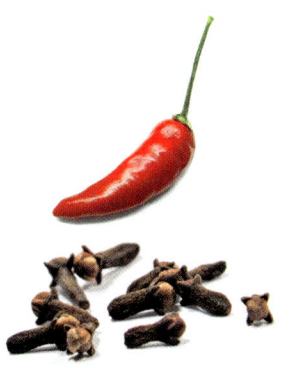

STUFE 2: DARM

Das natürliche Allergie-Stopp-Programm

Info

Hinweise auf Parasitenbefall

- Bauchschmerzen und Verdauungsprobleme
- Juckreiz am After, besonders abends vor dem Einschlafen
- Nicht erklärbare Blässe und Blutarmut
- Dunkle Ringe unter den Augen

Falls die genannten Hinweise auf Sie zutreffen und Sie noch keine Stuhlprobe haben machen lassen, ist es jetzt an der Zeit, dies nachzuholen.

Bei einem leichteren Befall, bei dem die Beschwerden noch gering sind, können Sie folgende Methode versuchen, die von der russischen Ärztin Dr. Tamara Lebedeva entwickelt wurde und die Sie von einigen der unerwünschten Darmmitbewohnern befreien dürfte: Trinken Sie drei Tage hintereinander morgens auf nüchternen Magen 80 ml Rizinusöl vermischt mit 80 ml Cognac oder Wodka. Der Alkohol auf leeren Magen führt zu eine Schädigung der Parasitenoberfläche, das Rizinusöl bewirkt bekanntermaßen Durchfall, mit dem die Parasiten dann ausgespült werden. Nach jedem Stuhlgang muss der After mit Vaseline eingecremt werden, damit es nicht zu wunden Stellen kommt. Zusätzlich zu dieser Maßnahme empfehle ich die Einnahme von 2 Nelkenkapseln, morgens auf nüchternen Magen (Bezugsangaben siehe Seite 145).

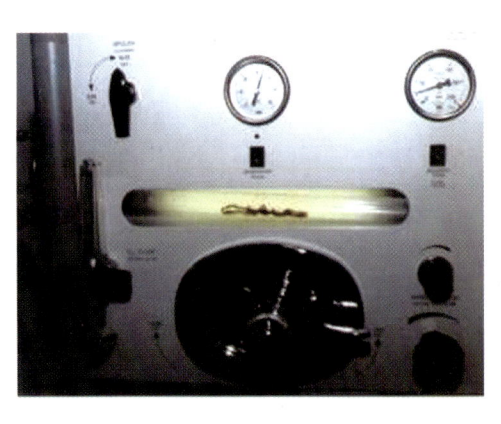

▲ Dieser Parasit – vermutlich ein Spulwurm – wurde nach einer Colon-Hydrotherapie bei einer Patientin mit „Nahrungsmittelallergie" ausgespült – danach besserten sich ihre Beschwerden deutlich.

Auch das Homöopathikum Abrotanum D2 hilft gegen Würmer und andere Parasiten: Morgens auf nüchternen Magen 20 Tropfen in warmem Wasser auflösen und trinken.

- Bei einem stärkeren Befall mit deutlich spürbaren Symptomen müssen Sie sich an einen Arzt oder Heilpraktiker wenden.

2. Stufe: Darm sanieren ▶

Unterstützung durch einen Therapeuten

In einer naturheilkundlichen Praxis stehen Methoden zur Verfügung, mit denen eine Darmsanierung unterstützt werden kann. Eine der wirksamsten Maßnahmen, um den Körper von Pilzen und Parasiten zu befreien und körperlich und seelisch zu entschlacken, ist die Colon-Hydrotherapie (Darmspülung). Für Kinder hat sich die Eichotherm-Behandlung (siehe Seite 84) bewährt.

Die „Kur" bei Pilz- und Parasitenbefall

In meiner Praxis führe ich bei diesen Patienten eine Therapie durch, bei der zunächst die unerwünschten Mitbewohner vernichtet werden. Danach wird das Milieu des Verdauungsapparates dauerhaft verändert, um eine Neubesiedlung zu verhindern. Mit speziellen Präparaten werden Leber, Niere und Lymphe bei der Ausleitung von Giften unterstützt. Wie die Kur im Einzelnen aufgebaut ist, können Sie beziehungsweise Ihr Therapeut dem Anhang/Infos für Therapeuten entnehmen – siehe Seite 138. Nach dieser „Kur" schließt sich eine Colon-Hydrotherapie an.

Colon-Hydrotherapie (Darmspülung)

Die Colon-Hydrotherapie ist eine der wirksamsten Methoden zur Säuberung des Darms, der hierbei abwechselnd mit kaltem und warmem Wasser durchspült wird. Die Darmspülung hilft nicht nur dabei, Pilze und Parasiten zu entfernen, sondern sie löst auch die sogenannten „Darmsteine" ab, also Stoffe, die an der geschwächten Darmwand kleben und sie verkrusten. Auch angesammelter, gestauter Stuhl sowie Fäulnisstoffe werden wirksam von den Wänden des Darms entfernt.

Die Colon-Hydrotherapie empfiehlt sich nicht nur bei Pilz- und Parasitenbefall, sondern allgemein zur innerlichen Reinigung.

Das natürliche Allergie-Stopp-Programm

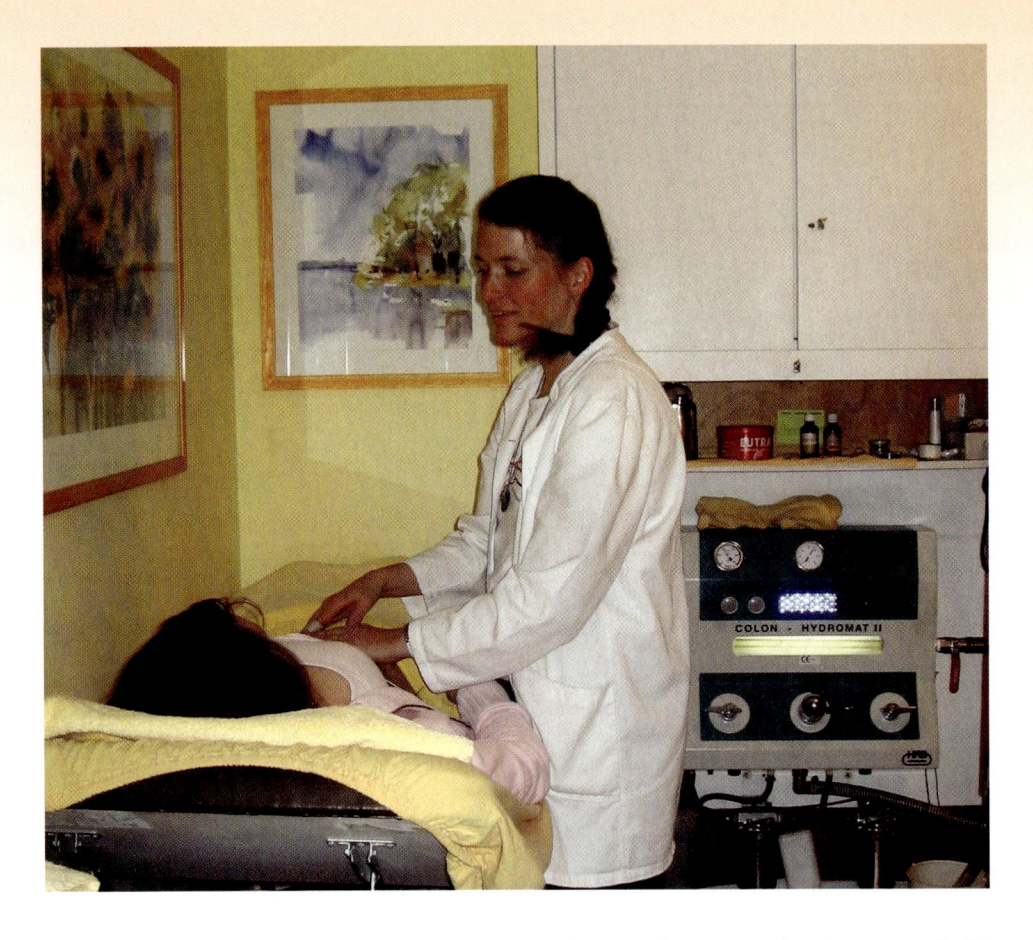

▲ Colon-Hydrotherapie mit Bauchmassage.

■ Die Colon-Hydrotherapie kann nur in einer naturheilkundlichen Praxis durchgeführt werden – sie gehört in die Hände eines Fachmanns!

Dem Spülwasser wird zunächst flüssige Kohle (schwarzes Kohlenpulver in Wasser) zugesetzt, um Giftstoffe (Toxine) auszuspülen. Danach wird Sauerstoff zugesetzt, um Keime und Pilze abzutöten, die nicht in den Darm gehören. Dieser Säuberungsprozess beseitigt Symptome, die entweder direkt oder indirekt mit einem nicht funktionierenden Darm

2. Stufe: Darm sanieren

zusammenhängen. Zusätzlich ertastet der Therapeut bei einer sanften Massage der Bauchdecke und der Lymphbahnen (Lymphdrainage) noch vorhandene Problemzonen und lenkt das einfließende Wasser genau in diese Bereiche. Da sich bei einem stark belasteten Darm bei der Behandlung viele Gifte (Toxine) lösen, wird anschließend eine Ausleitungstherapie (siehe Seite 129) durchgeführt.

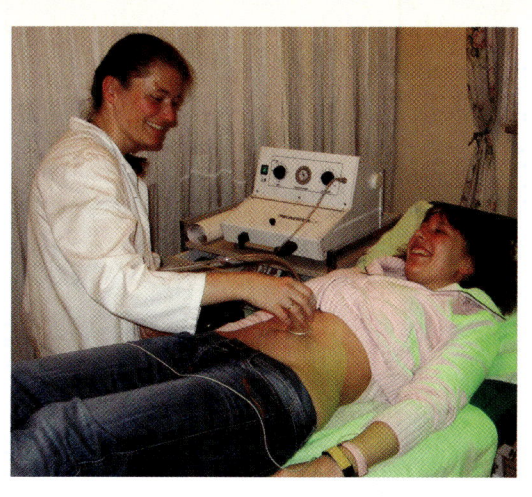

Bei einem Parasitenbefall wende ich vor der eigentlichen Darmspülung noch einige weitere Maßnahmen an, beispielsweise eine in rhythmischen Bewegungen erfolgende Schröpfmassage am Bauch für mindestens 10 Minuten. Dadurch lösen sich die Parasiten besonders gut ab. Außerdem kann während der Spülung ein sogenannter „Zapper" angelegt werden, der von der Biophysikerin Dr. Hulda Regher-Clark entwickelt wurde. Die hierbei abgegebenen Schwingungen zerstören Parasiten, Bakterien, Viren sowie Pilze endgültig. Da hierbei Gifte frei werden, gehört auch diese Behandlung in die Hand eines Fachmannes.

▲ Mit einer Schröpfmassage können die fest verankerten Parasiten gelöst werden.

Die Colon-Hydrotherapie ist eine wunderbare und einfache Methode, die ich jedem empfehlen kann, der etwas für seine Gesundheit tun möchte, auch wenn kein Pilz- oder Parasitenbefall vorliegt. Sie befreit von Schlacken und Verkrustungen, sodass der Darm wieder besser arbeiten kann, was beispielsweise zu einem schöneren Hautbild führt. Sie befreit aber auch nach einigen Anwendungen von seelischen „Schlacken", denn der Patient beginnt nun häufig zu erzählen, was ihn auch im übertragenen Sinn „belastet" und „bedrückt". Erfahrungsgemäß fühlen sich die

Patienten nach einer Colon-Hydrotherapie vitaler und einfach besser drauf.

- Die Symptome von Allergien bessern sich nach ca. 10 Anwendungen deutlich.

Nach jeder gründlichen Reinigung des Darms erfolgt ein Aufbau der Darmflora, damit der Darm wieder voll funktionsfähig wird. Die Präparate hierfür verschreibt Ihnen Ihr Heilpraktiker oder ein Arzt, im Anhang/Infos für Therapeuten (Seite 138) finden Sie hierzu eine Aufstellung. Sollten beim Aufbau der Darmflora Schmerzen auftreten, ist dies ein Zeichen dafür, dass der Darm entzündet ist (Kolitis). Dann hilft die Einnahme des Homöopathikums Aethiops antimonialis D4, 3 × täglich 1 Tablette, mindestens für drei Monate.

Die Eichotherm-Methode

Bei Kindern wende ich statt der CHT die Eichotherm-Methode an. Ihre therapeutische Wirkung beruht auf dem Synergismus von zwei unterschiedlichen Strahlenfrequenzen (Hellorange und Ultraviolett), wodurch im biologischen Bereich maximale Effizienz erreicht wird. Durch die Aktivierung von Bindegewebsschichten und die Erweiterung von Lymphbahnen wird der Abtransport stoffwechselbedingter saurer und toxischer Ablagerungen beschleunigt, was sich positiv auf immunkompetente, neurohormonale und lymphatische Funktionsabläufe auswirkt.

Die Behandlung mit Eigenblut

Chinone säubern die Zellen, Coenzyme unterstützen wichtige Enzyme.

Um den Aufbau der Darmflora zu unterstützen und den Organismus in seiner Gesamtheit zu stärken kann man sich eigenes Blut spritzen lassen, das mit bestimmten Homöopathika, Leber- und Nierenmitteln, Coenzymen sowie Chinonen angereichert wurde. Im Anhang/Infos für Thera-

2. Stufe: Darm sanieren

peuten (Seite 143) finden Sie eine Auswahl von Substanzen, die ich seit Langem erfolgreich in meiner Praxis bei einer Eigenbluttherapie einsetze.

- Die Herstellung und das Setzen von Eigenblutspritzen gehört unbedingt in die Hände eines Fachmanns und erfolgt daher ebenfalls in einer naturheilkundlichen Praxis!

Wie geht es weiter?

Wenn Stoffwechsel und Darm wieder richtig gut funktionieren, sind die wichtigsten Grundlagen geschaffen, um den Überreaktionen des Organismus auf Stoffe aus der Umwelt Einhalt zu gebieten. Sorgen Sie weiterhin dafür, dass Magen, Bauchspeicheldrüse und Darm zur Aktivität angeregt werden – das gelingt am besten, indem Sie die Ernährungsempfehlungen beibehalten.

Werden Sie nicht wieder sauer! Entsäuern Sie einmal in der Woche mit Kalzium-, Magnesium-, Kupfer- und Natriumsalzen, die Sie nach Bedarf anhand der Tabelle ab Seite 70 zusammenstellen. Um die Darmflora weiterhin gesund zu halten, sollten Sie möglichst häufig rohes Sauerkraut und andere gesäuerte Nahrungsmittel essen. Zusätzlich empfehle ich, täglich morgens eine Nelkenkapsel einzunehmen – Bezugsquellen siehe Seite 145.

Mein Tipp
Das hält Darm und Stoffwechsel weiterhin gesund

- Täglich 1 Schluck Schwedenbitter (1 : 1 verdünnt mit Wasser) oder
- 1 Schluck der folgenden Mischung: 1 EL Gin (= Wacholder) + 1 TL Kürbiskernöl + 1 Tropfen Rizol (siehe Seite 138) + 10 Tropfen Heparanox (gut für die Leber) + 10 Tropfen Lymphomyosod (gut für die Lymphe); bei Verstopfung kann man bis zu 10 Tropfen Rizol zugeben.
- Nach Bedarf Magen- und Pankreasmittel (siehe Seite 64 f.) einnehmen.

Wenn Sie nach maximal 6 Wochen noch keine Besserung der Symptomatik erkennen können, ist es angebracht, sich nun vermehrt dem psychischen Bereich zuzuwenden.

Das natürliche Allergie-Stopp-Programm

3. Stufe: Psyche harmonisieren

▼ Eine kleine Patientin nach erfolgreicher Therapie ihrer Katzenallergie.

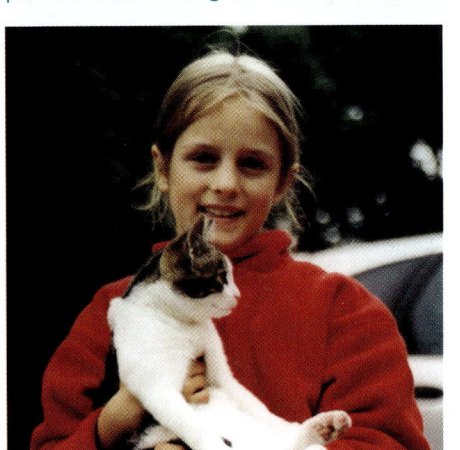

Die psychische Belastung bei Allergikern ist extrem hoch. Stets sollen sie darauf achten, ihre Allergene zu meiden – der Klassenausflug im Frühling in die blühende Natur ist tabu, die Wespe am Apfelsaftglas bereitet Panik und der Urlaub auf dem Bauernhof wird ersatzlos gestrichen. Aber nicht nur der Allergiker selbst, auch seine Umgebung wird beansprucht: In der Familie wird die Zusammenstellung der Ernährung zum Streitfall, weil Äpfel, das Lieblingsobst des Sohnes, bei seiner Schwester schon durch die Berührung Juckreiz und rote Stellen auf der Haut verursacht. Das Ausgeschlossensein von Klassenkameraden und die Sonderstellung, die dem Allergiker in der Familie eingeräumt werden muss, belasten ihn und seine Umgebung. Aus meiner Erfahrung weiß ich: Es gibt keine dankbareren Patienten wie geheilte Allergiker.

> Liebe Frau Rosifal,
> ich freue mich sehr, dass ich die Katzen wieder in den Arm nehmen darf ohne Schnupfen zu bekommen. Meine Familie war im Sommer auf dem Bauernhof. Und da von habe ich ein Bild für dich.
> Danke.

Die folgenden Vorschläge können Sie alle selbst anwenden, sie sind, wie die meisten naturheilkundlichen Methoden, frei von Nebenwirkungen. Lesen Sie sich die Vorschläge durch und wählen Sie dann eine oder mehrere Maßnahmen aus, die Ihnen spontan sympathisch erscheinen oder die Sie beispielsweise für Ihr Kind passend finden. Wenn Sie das Gefühl haben, sich zu irgendetwas „überwinden" zu müssen, ist es nicht das Richtige. Ab Seite 105 stelle ich Ihnen die Psychokinesiologie vor, die ein erfahrener Heilpraktiker, Psychotherapeut oder Arzt zur Harmonisierung der Psyche durchführt.

3. Stufe: Psyche harmonisieren

Die wichtigste Frage: Wollen Sie wirklich gesund werden?

Bei jeder Behandlung testet ein Heilpraktiker zunächst, ob der Patient auf ein Mittel „verkehrt" reagiert. Eine solche verkehrte Reaktion nennt man „Reverse". Diese verkehrten Reaktionen treten bei erstaunlich vielen Menschen auf. Auch ein noch so gut ausgewähltes Homöopathikum bewirkt in diesen Fällen nur eine Verschlechterung statt einer Verbesserung. Zu diesem Kreis gehören vor allem Menschen, deren Lebenseinstellung sich *gegen* die eigene Person richtet.

Reverse Patienten wollen sich nicht wirklich helfen lassen und zeigen eine verhängnisvolle Neigung, gerade die Stoffe zu sich zu nehmen, die ihrer Gesundheit abträglich sind. Sie kommen zwar beispielsweise zur Behandlung, sind aber dann nicht bereit, einen Rat zu befolgen. Ein typischer Fall in meiner Praxis war ein Patient mit Kopfschmerzen, die nach Genuss bestimmter Nahrungsmittel auftraten. Er lehnte den Rat, auf Zucker vollständig zu verzichten, kategorisch ab, denn so konnte er weiterhin unbewusst diese Kopfschmerzen dazu benutzen, um von der Familie und dem Ehepartner die Zuneigung und Aufmerksamkeit zu erhalten, um die es ihm eigentlich wirklich ging.

> Das „Positive" an einer Krankheit ist die Chance, mehr Zuwendung und Aufmerksamkeit zu erhalten.

Sätze, die gesund machen

Wenn Sie das Gefühl haben, ebenfalls zu den Menschen zu gehören, die zu „verkehrten" Reaktionen neigen, können Sie eine Methode aus dem Bereich der Kinesiologie (siehe Seite 89) anwenden. Die Kinesiologie ist eine Methode, die Energieblockaden aufdeckt. Durch bestimmte Übungen wird dann das Gleichgewicht im Körper, die Harmonie, wiederhergestellt.

Das natürliche Allergie-Stopp-Programm

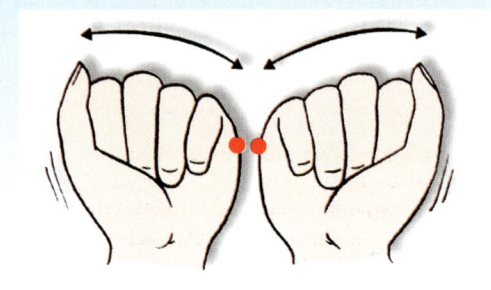

▲ Handstellung zur Beseitigung einer Revers-Blockade.

Machen Sie mit beiden Händen eine Faust und drehen Sie die Handrücken Richtung Boden. Klopfen Sie nun mehrmals die Fäuste mit der Seite gegeneinander, an der sich der kleine Finger befindet. Auf diese Weise aktivieren Sie die beiden Akupunkturpunkte, die man als „Dünndarm 3" bezeichnet. Diese Punkte sind laut Traditioneller Chinesischer Medizin „das Tor für die ganze Wirbelsäule bis hinauf zum Kopf". Stellen Sie sich vor, dass Sie mit diesem Klopfen das Tor öffnen, das den Weg zur Blockade im Kopf freigibt und die Revers-Situation beseitigt.

Sie werden diese Technik sehr schnell zu schätzen wissen, wenn Sie sie noch etwas ergänzen und in Ihr Leben einbauen, indem Sie sich während des Klopfens positive Sätze sagen wie
- Ich bin gesund,
- ich bin positiv,
- ich habe Kraft,
- ich bin fit …

und Ähnliches. So werden Sie erfahren, dass diese Ziele viel leichter erreichbar werden.

- Verwenden Sie nur positive Sätze in Gegenwartsform! Anderes kann das Unterbewusstsein nicht verarbeiten.

Probieren Sie diese Methode eine Woche lang aus. Klopfen Sie morgens dreimal fest den Dünndarm 3 und sagen Sie sich dabei dreimal den Satz: „Ich bin gesund". Sie werden bald bemerken, wie gut es Ihnen den ganzen Tag geht. Sie ersparen sich damit viele Krankheiten, neigen weniger zu Müdigkeit und Schlappheit und können jeden Heilungsprozess positiv beeinflussen.

3. Stufe: Psyche harmonisieren

Kinesiologie: Die Sprache des Körpers

Der Begriff Kinesiologie (Kinesis = Bewegung, Logos = Wort, Lehre) bedeutet „Lehre von der Bewegung". Die Kinesiologie beruht auf dem überlieferten Wissen verschiedener Kulturkreise und wurde von dem amerikanischen Chiropraktiker George Goodheart Mitte des 20. Jahrhunderts wieder entdeckt. Er hatte in seiner Praxis zufällig beobachtet, dass die Funktionsweise bestimmter Muskeln bestimmte körperliche und/oder seelische Vorgänge widerspiegelt. Daraufhin entwickelte er 1964 ein Testverfahren, das ohne Apparate den Spannungszustand von Muskeln misst – den „Muskeltest". Mithilfe dieses Tests können Substanzen, Informationen, Emotionen, Methoden usw. für jeden Menschen individuell ausgetestet werden. Der Muskeltest gibt sozusagen die „Sprache" des Körpers wieder.

Der Grundgedanke hierbei ist es, dass ein Muskel auf Stress mit einem kurzen „Abschalten" oder Nachgeben reagiert. Diese kurze Erstreaktion des Muskels wird vom vegetativen (autonomen) Nervensystem gesteuert und kann im ersten Moment nicht vom Verstand kontrolliert oder manipuliert werden. So lässt sich herausfinden, ob bestimmte Substanzen, Emotionen, Blockaden, Situationen, Lernprobleme, Vergiftungen, Allergien schwächend auf den Menschen wirken und was gebraucht wird, um eine Verbesserung oder Lösung des Problems zu erreichen.

Das Prinzip des Muskeltests kann jeder leicht an sich selbst ausprobieren: Machen Sie einen ersten Versuch, bei dem Sie den stärkeren Ihrer Arme ganz waagrecht zur Seite strecken. Eine zweite Person muss nun versuchen, Ihren Arm nach unten zu drücken, während Sie mit aller Kraft dies zu verhindern suchen. Ihr Partner sollte sich den Kraftaufwand, den er für seine Bemühungen einsetzen musste, einprägen. Führen Sie denselben Versuch nach einer Erholungspause mit einem Stück Würfelzucker oder einer Zigarette in der Hand durch. Sie werden erstaunt feststellen, dass Sie nun weit weniger Kraft besitzen, um den Arm waagerecht zu halten.

In der naturheilkundlichen Praxis wird die Kinesiologie auch angewandt, um beispielsweise bei Allergien schnell zu ermitteln, welche Substanz als Allergen wirkt. So weiß man, welches Allergen man in der Zeit, bevor Stoffwechsel und Darm wieder richtig funktionieren, meiden sollte.

▼ Kinesiologischer Muskeltest.

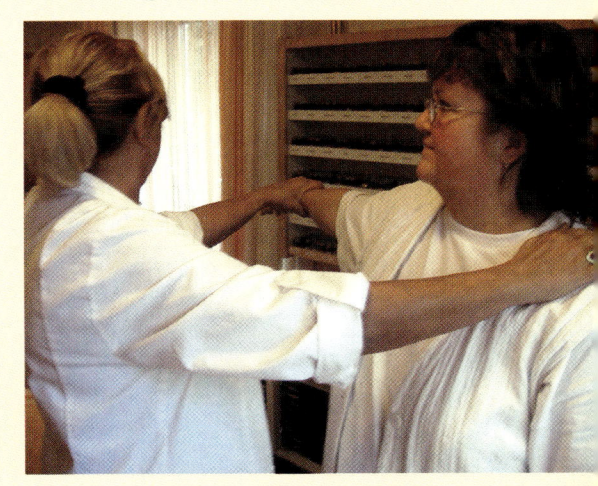

… STUFE 3: PSYCHE

Das natürliche Allergie-Stopp-Programm

Bach-Blüten bringen ins seelische Gleichgewicht

Gerade bei einer Allergie ist es ganz wichtig, die massive psychische Belastung loszuwerden. Nicht nur der Allergiker selbst, sondern auch die Angehörigen stehen unter psychischem Stress. Deshalb empfehle ich auch insbesondere der Mutter, beispielsweise eines Neurodermitis-Kindes, die Einnahme von Bach-Blüten.

Mit Bach-Blüten, Englischen und Kalifornischen Orchideen sowie Buschblüten, kann sich jeder selber beziehungsweise sein Allergikerkind behandeln. Am bekanntesten sind die Englischen Bach-Blüten. Dieser Therapiemethode liegt die Idee zugrunde, dass die Energie von Blüten eine regulierende Wirkung auf psychische Zustände des Menschen hat. Durch diese psychische Wirkung werden auch körperliche Symptome gebessert. Der Begriff „Symptom" wird bei der Bach-Blütentherapie nicht im medizinischen Sinne verwandt, sondern hierunter wird alles verstanden, was vom

Gut zu wissen

„Heile Dich selbst" ist der Grundgedanke der Bach-Blütentherapie

Der englische Arzt Dr. Edward Bach (1886–1936) modifizierte die Idee der Homöopathie für seine Arbeit. Als eigentliche Grundkrankheiten sah er Stolz, Grausamkeit, Hass, Habgier, Unwissenheit, Unsicherheit und Egoismus an. Er postulierte 38 Seelenzustände, zu deren Behandlung er auf intuitivem Weg Blüten fand, die er in potenzierter Form einsetzte. Dazu werden die Blüten morgens gepflückt und verbleiben bis zum Verwelken in frischem Quellwasser. Diese Flüssigkeit wird mit Cognac oder Brandy (Verhältnis 1:1) haltbar gemacht und anschließend, ähnlich wie in der Homöopathie, verdünnt. Es entsteht das Urkonzentrat, die sogenannten „stock bottles". Darin sollen die energetischen und geistigen Kräfte der Pflanzen erhalten bleiben. Ein Mittel, Nr. 27 Rock Water, ist keine Blütenessenz, sondern reines Quellwasser.

HARMONISIEREN

3. Stufe: Psyche harmonisieren

Gleichgewicht, der Harmonie, hinsichtlich Körper, Geist, Seele, Gemüt, Psyche und Emotionen abweicht. Mithilfe der Bach-Blüten kann dann eine Selbstheilung zurück in Richtung Harmonie in Gang gebracht werden.

Eine bekanntes Bach-Blütenmittel ist Rescue Remedy („Notfalltropfen"), eine Kombination aus Essenzen von Kirschpflaume, Waldrebe, Springkraut, Gelbem Sonnenröschen und Doldigem Milchstern. Man nimmt Rescue Remedy, wenn man durch erschreckende oder schockierende Erlebnisse aus dem Gleichgewicht geworfen wurde oder wenn man innerlich angespannt ist, weil Aufregendes bevorsteht. Zwei bis drei Tropfen Rescue Remedy lindern diesen Zustand. Auch als Salbe kann man Rescue Remedy anwenden, beispielsweise bei Kindern nach einem Sturz oder einer Verletzung. Da die Bach-Blüten auf einer höheren Ebene harmonisierend wirken, muss nicht die betroffene Stelle selbst behandelt werden. Es hilft häufig auch, die Salbe – beispielsweise bei einem Baby – sanft auf den Kopf aufzutragen.

In der folgenden Tabelle sind die wichtigsten Disharmoniezustände genannt. Verschaffen Sie sich einen Überblick und suchen Sie sich in der Apotheke die Bach-Blüte aus, die Ihrer Meinung nach im Moment am besten zu Ihnen oder zu Ihrem Kind passt. Hören Sie dabei auf Ihren Bauch, Ihre „innere Stimme", und entscheiden Sie sich spontan.

> ■ Wenn Sie die „richtige" Bach-Blüte gefunden haben, geben Sie 5 Tropfen davon in ein Glas mit Wasser und trinken es schluckweise über den Tag verteilt.

Man kann auch Mischungen aus maximal 5 Bach-Blüten herstellen. Davon ebenfalls 5 Tropfen in Wasser geben und schluckweise über den Tag verteilt trinken.

Rescue Remedy ist die Mischung für Ereignisse, bei denen das seelische Gleichgewicht ins Wanken gerät.

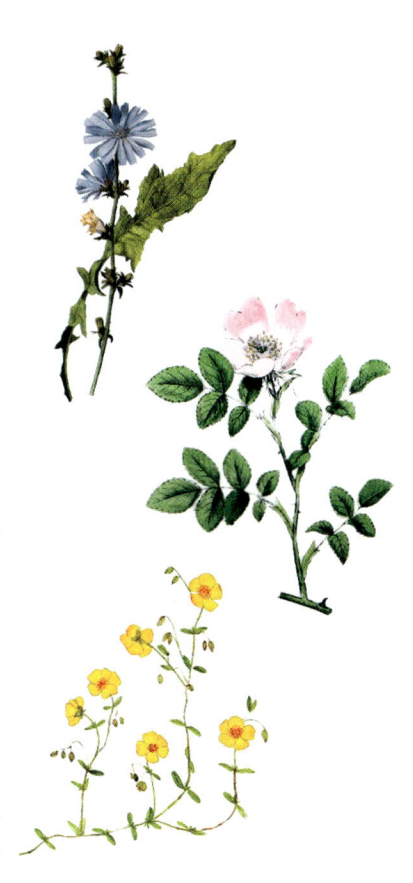

STUFE 3: PSYCHE

Das natürliche Allergie-Stopp-Programm

Bach-Blüten für die psychische Harmonisierung

Bach-Blüten	Betroffener Bereich	Ist-Zustand	Positive Entwicklung
Nr. 1: Agrimony (Odermennig)	Konfrontation	Man versucht, quälende Gedanken und Unruhe hinter einer Fassade von Fröhlichkeit und Sorglosigkeit zu verbergen.	Mehr Konfrontationsfähigkeit. Man lernt, die Misshelligkeiten des Lebens zu integrieren oder gibt ihnen den richtigen Stellenwert.
Nr. 2: Aspen (Espe, Zitterpappel)	Ahnung	Man hat unerklärliche Ängste und Vorahnungen, man fürchtet sich insgeheim vor drohendem Unheil.	Man erlangt die Fähigkeit, die eigene Sensitivität realistischer einzustufen und besser damit umzugehen.
Nr. 3: Beech (Rotbuche)	Toleranz	Man verurteilt andere ohne jedes Mitgefühl, ist überkritisch und intolerant.	Tolerantere Grundhaltung, geistiger Scharfblick, Verständnis für die unterschiedlichen menschlichen Verhaltensweisen.
Nr. 4: Centaury (Tausendgüldenkraut)	Wille	Man kann nicht nein sagen, hat wenig eigenen Willen und reagiert zu sehr auf Wünsche anderer.	Man lernt, auch einmal „nein" zu sagen und seine Bedürfnisse besser zum Ausdruck zu bringen.
Nr. 5: Cerato (Bleiwurz, Hornkraut)	Intuition	Man hat zu wenig Vertrauen in die eigene Meinung.	Die eigene Intuition erkennen und darauf vertrauen, sich von seiner inneren Stimme leiten lassen und zu seinen Entscheidungen stehen.
Nr. 6: Cherry plum (Kirschpflaume)	Loslassen	Es fällt einem schwer, innerlich loszulassen, man hat Angst vor seelischen Kurzschlusshandlungen und unbeherrschten Temperamentausbrüchen.	Mut, Kraft, Spontaneität, innere Entkrampfung, mehr Gelassenheit in angespannten Situationen.

3. Stufe: Psyche harmonisieren

Bach-Blüten	Betroffener Bereich	Ist-Zustand	Positive Entwicklung
Nr. 7: Chestnut bud (Kastanienknospe)	Lernen	Man macht immer wieder die gleichen Fehler, weil man seine Erfahrungen nicht wirklich verarbeitet und nicht daraus lernt.	Man lernt es, die täglichen Erfahrungen bewusster zu verarbeiten und konstruktiver umzusetzen.
Nr. 8: Chicory (Wegwarte)	Taktik	Man erwartet von seiner Umgebung volle Zuwendung und verhält sich sehr besitzergreifend.	Spontane Gefühlszuwendung zu anderen, ohne ihnen dabei die eigenen Forderungen aufzudrängen.
Nr. 9: Clematis (Weiße Waldrebe)	Tagträume	Man ist mit seinen Gedanken ganz woanders und zeigt wenig Aufmerksamkeit für das, was um einen herum vorgeht.	Man wird realitäts- und gegenwartsbezogener und kann seine kreativen Anlagen praktisch umsetzen.
Nr. 10: Crab apple (Holzapfel)	Reinigung	Man fühlt sich innerlich oder äußerlich beschmutzt, unrein oder infiziert und ist pedantisch.	Man entwickelt eine positivere Grundeinstellung zur eigenen Körperlichkeit und mehr Sinn für übergeordnete Zusammenhänge.
Nr. 11: Elm (Ulme)	Verantwortung	Man hat das Gefühl, seiner Aufgabe nicht gewachsen zu sein.	Man lernt Verantwortlichkeiten und eigene Bedürfnisse realistischer wahrzunehmen und sieht die Probleme wieder in ihren richtigen Proportionen.
Nr. 12: Gentian (Herbstenzian)	Skepsis	Man ist skeptisch, zweifelnd, pessimistisch und leicht entmutigt.	Unterstützt eine positivere Erwartungshaltung und die Fähigkeit, mit Konflikten zu leben.

STUFE 3: PSYCHE

Das natürliche Allergie-Stopp-Programm

Bach-Blüten für die psychische Harmonisierung (Fortsetzung)

Bach-Blüten	Betroffener Bereich	Ist-Zustand	Positive Entwicklung
Nr. 13: Gorse (Stechginster)	Hoffnung	Man ist ohne Hoffnung, hat resigniert und das Gefühl, alles hätte keinen Zweck mehr.	Man schöpft wieder neue Hoffnung und gewinnt eine neue Perspektive zu seiner schwierigen oder scheinbar unabänderlichen Lebenssituation.
Nr. 14: Heather (Schottisches Heidekraut)	Selbstbezogenheit	Man ist selbstbezogen, völlig mit sich beschäftigt und braucht viel Publikum. Man hat Bedürfnisse wie ein Kleinkind.	Man löst sich von der eigenen Problematik und gewinnt mehr Verständnis und Einfühlungsvermögen für die Umwelt.
Nr. 15: Holly (Stechpalme)	Liebe	Man ist gefühlsmäßig irritiert, empfindet Eifersucht, Misstrauen, Hass und Neidgefühle.	Man kann seine Gefühle zurücknehmen und entwickelt Großherzigkeit.
Nr. 16: Honey suckle (Geißblatt)	Vergangenheit	Man sehnt sich nach Vergangenem oder bereut Vergangenes. Man lebt nicht in der Gegenwart.	Man bewahrt sich ein lebendiges Verhältnis zur Vergangenheit, lebt aber ganz in der Gegenwart.
Nr. 17: Hornbean (Hainbuche, Weißbuche)	Müdigkeit	Man glaubt, zu schwach für die täglichen Pflichten zu sein und muss sich aufraffen, etwas zu tun („Montagmorgen-Gefühl").	Man findet zu seinem natürlichen Lebensrhythmus (Spannung/Entspannung), gewinnt seelische Spannkraft und geistige Frische.
Nr. 18: Impatiens (Drüsiges Springkraut)	Geduld	Man ist ungeduldig, leicht gereizt und zeigt überschießende Reaktionen.	Geduld und Verständnis für andere Menschen, kooperativer Einsatz der eigenen Fähigkeiten zum Nutzen des Ganzen.

HARMONISIEREN

3. Stufe: Psyche harmonisieren ▶

Bach-Blüten	Betroffener Bereich	Ist-Zustand	Positive Entwicklung
Nr. 19: Larch (Lärche)	Selbstvertrauen	Minderwertigkeitskomplexe, mangelndes Selbstvertrauen, man befürchtet immer Fehlschläge.	Selbstvertrauen, das in einem gesunden Selbstwertgefühl sein sicheres Fundament hat.
Nr. 20: Mimulus (Gefleckte Gauklerblume)	Tapferkeit	Man ist schüchtern, furchtsam und selbst in kleinen Dingen überängstlich.	Man lernt, mit der eigenen Sensibilität besser umzugehen und findet zu persönlicher Tapferkeit, mit der man über seine Ängste hinauswächst.
Nr. 21: Mustard (Wilder Senf)	Weltschmerz	Perioden tiefer Traurigkeit kommen und gehen plötzlich, ohne erkennbare Ursache.	Man geht mit heiterer Gelassenheit und innerer Stabilität durch helle und dunkle Tage.
Nr. 22: Oak (Eiche)	Durchhalten	Man sieht sich als Kämpfer, der trotz Niedergeschlagenheit und Erschöpfung tapfer weitermacht und nie aufgibt.	Man lernt bei aller Pflichttreue und Einsatzbereitschaft die eigene Leistungsgrenze erkennen.
Nr. 23: Olive (Olive)	Erschöpfung	Man fühlt sich ausgelaugt, alles ist einem zu viel, man ist körperlich und geistig erschöpft.	Sorgfältigeres Umgehen mit der eigenen Lebensenergie, Stärke, Erholung.
Nr. 24: Pine (Schottische Kiefer)	Selbstverzeihung	Man macht sich Vorwürfe und hat Schuldgefühle.	Man entwickelt ein realistisches Gefühl für Eigen- und Fremd-Verantwortlichkeiten. Man lernt, gemachte Fehler einzugestehen, ohne sich dafür zu verdammen oder zu entwerten.

STUFE 3: PSYCHE

Das natürliche Allergie-Stopp-Programm

Bach-Blüten für die psychische Harmonisierung (Fortsetzung)

Bach-Blüten	Betroffener Bereich	Ist-Zustand	Positive Entwicklung
Nr. 25: Red chestnut (Rote Kastanie)	Symbiose	Man macht sich mehr Sorgen um das Wohlergehen anderer Menschen als um das eigene.	Wahrung und Abgrenzung der eigenen Persönlichkeit.
Nr. 26: Rock rose (Gelbes Sonnenröschen)	Panik	Man ist in innerer Aufruhr und erfüllt von Panik.	Mehr Gelassenheit in Krisensituationen, besseres Umgehen mit der eigenen nervlichen Veranlagung.
Nr. 27: Rock water (Quellwasser)	Disziplin	Man ist hart zu sich selbst, hat strenge oder starre Ansichten und unterdrückt naürliche Bedürfnisse.	Man löst sich von seinen starken inneren Fixierungen und gesteht sich die eigenen natürlichen Bedürfnisse zu.
Nr. 28: Scleranthus (Einjähriger Knäuel)	Gleichgewicht	Man ist unschlüssig, sprunghaft und unausgeglichen. Meinungen oder Stimmungen können von einem Moment zum anderen wechseln.	Innere Ausgeglichenheit und sichere Entscheidungskraft.
Nr. 29: Star of Bethlehem (Doldiger Milchstern)	Schock	Man leidet unter den Nachwirkungen eines Schockerlebnisses, selbst wenn dieses schon lange zurückliegen mag. Man fühlt sich eingeschlossen und bedrückt von seinem stillen Kummer.	Das Erlebnis wird leichter verarbeitet, man erfährt seelische Kraft.

HARMONISIEREN

3. Stufe: Psyche harmonisieren ▶

Bach-Blüten	Betroffener Bereich	Ist-Zustand	Positive Entwicklung
Nr. 30: Sweet chestnut (Esskastanie)	Erlösung	Man glaubt, die Grenzen dessen, was ein Mensch ertragen kann, seien nun bei einem erreicht und empfindet innere Ausweglosigkeit.	Nach der Erfahrung der Verlorenheit findet man wieder zu sich und entwickelt eine innere Bereitschaft zur seelischen Wandlung.
Nr. 31: Vervain (Eisenkraut)	Begeisterung	Im Übereifer setzt man sich für eine Sache ein, treibt Raubbau mit seinen Kräften, ist reizbar bis fanatisch.	Man lernt, seine positive Energie gezielter und ökonomischer für eine lohnende Aufgabe einzusetzen.
Nr. 32: Vine (Weinrebe)	Autorität	Man will als starke Persönlichkeit dominieren, ist ehrgeizig und will unbedingt seinen Willen durchsetzen.	Innerer Großmut auf der Basis natürlicher Autorität. Unterscheidung zwischen gesundem und ungesundem Ehrgeiz.
Nr. 33: Walnut (Walnuss)	Neubeginn	Man lässt sich verunsichern, ist beeinflussbar und wankelmütig während der entscheidenden Phase eines Neubeginns im Leben.	Man lernt, seiner inneren Stimme zu folgen und sich selbst treu zu bleiben.
Nr. 34: Water violet (Sumpfwasserfeder)	Isolation	Man empfindet Überlegenheitsgefühle und fühlt sich von seinen Mitmenschen innerlich isoliert.	Man entwickelt ein offeneres und aufgeschlosseneres Verhältnis zu seinen Mitmenschen.
Nr. 35: White chestnut (Weiße Kastanie)	Gedankenfülle	Gedanken, die man nicht wieder los wird, kreisen unaufhörlich im Kopf. Man führt Selbstgespräche und innere Dialoge.	Geistige Ruhe und gedankliche Klarheit.

Bach-Blüten für die psychische Harmonisierung (Fortsetzung)

Bach-Blüten	Betroffener Bereich	Ist-Zustand	Positive Entwicklung
Nr. 36: Wild oat (Waldtrespe)	Vielseitigkeit	Man ist sich nicht klar über seine Zielvorstellungen und innerlich unzufrieden, weil man seine Lebensaufgabe nicht findet.	Klare Zielvorstellungen gewinnen und hierür das volle Potenzial seiner Möglichkeiten einsetzen.
Nr. 37: Wild rose (Heckenrose)	Resignation	Man fühlt sich apathisch, teilnahmslos und gibt innerlich auf.	Lebensmotivation, aus der heraus neues Interesse am Leben erwächst.
Nr. 38: Willow (Gelbe Weide)	Schicksal	Man ist verbittert, voller Groll und fühlt sich als Opfer des Schicksals.	Eine konstruktive Grundhaltung, mit der man die volle Selbstverantwortung für sein Leben übernimmt und versucht, vom „Opfer" zum „Meister" seines Schicksals zu werden.

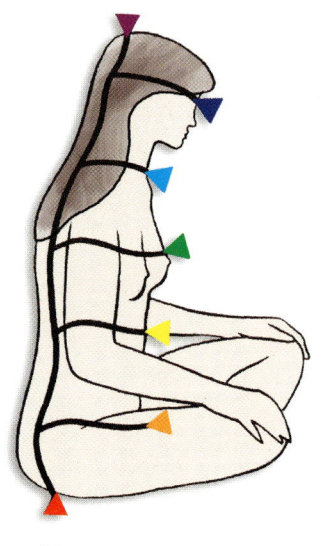

Entspannung über die Chakren

Die universelle Lebenskraft „Chi" konzentriert sich nach asiatischer Vorstellung im menschlichen Körper in den sogenannten Chakren (Energiezentren). Über diese Chakren nimmt der Mensch aus der Umgebung sowie dem Kosmos Lebensenergie auf und wandelt sie in Energie um, die der Körper für seine Erhaltung und Entwicklung benötigt. Die sieben Hauptchakren liegen entlang einer vertikalen Achse an der vorderen Körpermitte. Jedem Chakra sind bestimmte Farben, Steine sowie Organe zugeordnet:

- 1. Chakra (rot, schwarz): Nebennieren
- 2. Chakra (orange): Keimdrüsen, Eierstöcke, Prostata, Hoden

HARMONISIEREN

3. Stufe: Psyche harmonisieren ▶

- 3. Chakra (gelb): Pankreas
- 4. Chakra (grün, rosa): Thymusdrüse
- 5. Chakra (hellblau): Schilddrüse
- 6. Chakra (dunkelblau): Hypophyse
- 7. Chakra (violett, weiß, gold): Gehirn.

Chakrensteine

Jedes Chakra kann durch seine speziellen Steine beeinflusst werden. Auf diese Weise kann das entsprechende Energiezentrum aktiviert, aber auch gedämpft werden. Die heilende Wirkung von Steinen ist seit Langem bekannt. Bei der Auswahl können Sie einen Test mit Kinesiologie machen oder in der Tabelle ab Seite 100 nachschauen, welches Chakra Sie harmonisieren möchten. Tragen Sie den entsprechenden Stein in der Hosentasche oder um den Hals an einem Lederband, solange es sich angenehm anfühlt. Wird das Tragen des Steins lästig, passt er nicht mehr. Saphir und Lapislazuli (= 6. Chakra) sollten nicht ständig getragen werden. Alle Steine bekommen Sie in einem Steinladen.

> **Mein Tipp**
>
> ### Amethyst lindert Entzündungen
>
> Amethystscheibe oder -Trommelstein über Nacht auf die entzündete Stelle legen und fixieren. Alternativ kann man auch Amethystwasser trinken (hierzu Amethyst-Trommelsteine in ein Glas Wasser legen und mindestens 8 Stunden liegen lassen) oder einen Umschlag mit Amethystwasser machen.

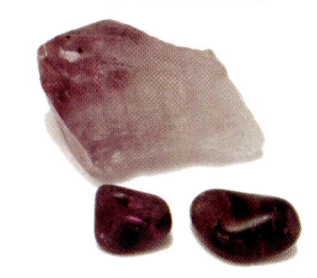

Chakrenatmung

Auch mithilfe der Atmung können Sie Ihre Chakren harmonisieren. Die Chakrenatmung ist eine Meditationsübung: Setzen Sie sich dazu im Schneidersitz hin und schließen Sie die Augen. Stellen Sie sich vor, die Farbe Rot (= steht für das 1. Chakra) langsam und bewusst 3- bis 5-mal ein- und wieder auszuatmen. Dann wird die Farbe Orange (2. Chakra) ebenso bewusst und langsam ein- und wieder ausgeatmet. Dann folgt die Farbe Gelb (3. Chakra). Anschließend Rosa oder Grün (4. Chakra), Hellblau (5. Chakra), Dunkelblau

(6. Chakra) und Weiß, Violett oder Gold (7. Chakra). Auf diese Weise stärken und harmonisieren Sie alle sieben Chakren. Danach breitet sich ein wohltuendes Gefühl im Körper aus und man fühlt sich gelöster und entspannter. Diese Übung können Sie eine Woche lang jeden Tag durchführen, danach genügt einmal pro Woche.

Chakren und zugeordnete Steine

Chakra	Disharmonien	Steine und ihre Wirkung
1. (Wurzelchakra)	Blockiertes Urvertrauen, Verlust des Bodens unter den Füßen; Misstrauen, Ängste; Verstopfung	• Granat: Liefert Mut und Wärme, baut vor allem in Genesungszeiten und vor großen Aufgaben den Menschen psychisch auf. • Hämatit: Fördert Blutbildung, Genesung und Kraft. • Achat: Gibt vor allem schwangeren Frauen Vertrauen und Sicherheit im Hinblick auf die Entbindung, unterstützt den Menschen bei der Erkenntnis. • Jaspis: Wirkt ähnlich wie der Achat. • Rubin: Männerstein; Sexualität, Spiritualität; soll angeblich die Treue der Ehemänner sichern. Früher wurde er oft von Herrschern getragen und dämpfte möglicherweise ihre Machtgelüste. • Schneeflockenobsidian: Stellt die Verbindung zur Erde wieder her und eignet sich für Menschen, die zu sehr ins Esoterische abgehoben haben.
2. (Sakralchakra)	Probleme mit der Sexualität	• Karneol: Besonders für Frauen, gegen Blutstauungen und Krampfadern, für Vitalität, schöpferisches Denken, Erotik und Konzentration. • Mondstein: Lässt bei Männern die weiblich-weichen Eigenschaften hervortreten

HARMONISIEREN

3. Stufe: Psyche harmonisieren ▶

Chakra	Disharmonien	Steine und ihre Wirkung
3. (Solarplexuschakra)	Mangelndes Selbstwertgefühl, Kontrolle und Macht ausüben wollen, innere Ruhelosigkeit und Unzufriedenheit, Mangel an Gelassenheit, Gereiztheit	• Citrin: Verleiht Wohlbefinden und Sicherheit, hilft bei der Verwirklichung von Zielen und regt den Stoffwechsel an. • Bernstein: Reinigt und gibt innere Wärme, Einsicht und eine glückliche Hand in der Wahl von Kontakten, die weiterhelfen. • Tigerauge: Schärft den Verstand sowie die innere und äußere Sehkraft, lässt Fehler leichter erkennen. • Edeltopas: Schenkt Kraft, Bewusstheit, Klarheit und Lebendigkeit, wirksam gegen Angst und Depression, fördert die Verdauung und das Verarbeiten von Problemen. • Rutilquarz: Heilung und Harmonie, harmonisiert auch die drei unteren Chakren.
4. (Herzchakra)	Enttäuschung, innere Panzerung, Abwehr	• Rosenquarz: Fördert Sanftheit, Zärtlichkeit und Großzügigkeit sowie die Fähigkeit, Liebe zu schenken und zu empfangen. • Kunzit: Steht für selbstlose Liebe und Geradlinigkeit im Denken und Fühlen. • Turmalin: Harmonisiert die zwischenmenschlichen Beziehungen, hilft bei Depressionen, löst Blockaden beim Umgang mit anderen Menschen. • Chrysopras: Hilft bei Ermüdung und reinigt die unteren Chakren. • Jade: Entspannung, Freude, Gerechtigkeit, Bescheidenheit; bleibende Liebe in einer Beziehung. • Smaragd: Heil- und Meditationsstein, fördert Harmonie und Liebe.
5. (Halschakra)	Mangelndes Reflexionsvermögen, unbedachte Handlungen, Schuldgefühle; Angst, sich zu zeigen, wie man ist	• Calchedon: „Redestein", beruhigt die Schilddrüse, gleicht Reizbarkeit aus, fördert den Ausdruck in Sprache und Schrift. • Türkis: Aktiviert das Kommunikationszentrum, schützt vor negativen Einflüssen. • Aquamarin: Steht für Reinheit und Weite, für intuitives Verstehen und Kreativität.

STUFE 3: PSYCHE

Das natürliche Allergie-Stopp-Programm

Chakren und zugeordnete Steine (Fortsetzung)

Chakra	Disharmonien	Steine und ihre Wirkung
6. Stirn-chakra („drittes Auge")	„Kopflastigkeit", intellektuelle Überheblichkeit	• Lapislazuli: Schenkt Intuition und Gottvertrauen. Sollte nicht ständig getragen werden! • Sodalith: Unterstützt Verwirklichung von Zielen und Idealen, fördert Selbstvertrauen und Standhaftigkeit, stärkt die Nerven. • Falkenauge: Steht für Sehkraft, Selbstwertgefühl, Toleranz und Mitgefühl. • Saphir: Erweitert das Bewusstsein und sollte wegen seiner starken Ausstrahlung von empfindsamen Menschen nicht getragen werden.
7. (Scheitel-, Kronenchakra)	Verunsicherung, Ziellosigkeit, Gefühl der Sinnlosigkeit, Angst vor dem Tod	• Suggelith: Fördert Lebenslust, den Fluss aller Körpersäfte, hilft bei schweren Erkrankungen. • Amethyst: Steht für Güte und Weisheit, wirkt gegen Ängste und Disharmonie. • Quarz: Hilft bei Reverse-Blockaden.

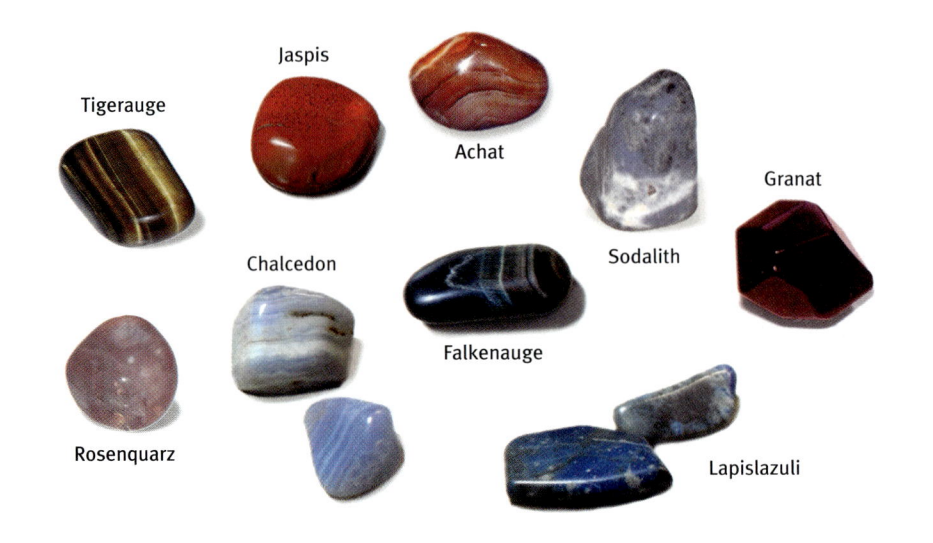

Tigerauge, Jaspis, Achat, Granat, Chalcedon, Sodalith, Falkenauge, Rosenquarz, Lapislazuli

3. Stufe: Psyche harmonisieren ▶

Homöopathie für die Psyche

Auch die Homöopathie bietet Möglichkeiten, um die Psyche zu harmonisieren. Dabei gilt: Je höher die Potenz eines Homöopathikums ist, desto intensiver wirkt es im psychischen Bereich (siehe auch Seite 67). Wenn Sie sich selber behandeln möchten, können Sie die Potenz D30 wählen, die Sie einmal täglich einnehmen. Eventuell ist auch eine D200 geeignet, die einmal wöchentlich eingenommen wird.

Homöopathika sind besonders gut für die Behandlung von Kindern geeignet.

▪ Wenn Sie das Gefühl haben, mit der Selbstbehandlung nicht den gewünschten Erfolg zu erzielen, ist möglicherweise eine höhere Potenz angebracht, die nur von einem erfahrenen Therapeuten verabreicht werden sollte.

Gerade Allergiker sind nicht nur in körperlicher, sondern auch in psychischer Hinsicht sehr sensibel und neigen zu stärkeren Reaktionen als Menschen mit einem „dickeren Fell". Die Homöopathika auf der folgenden Seite wirken harmonisierend auf die Psyche. Suchen Sie sich das Homöopathikum aus, das von der Indikation am besten zu Ihnen oder Ihrem Kind passt.

◀ Homöopathika in meiner Praxis für die unterschiedlichsten psychischen Disharmoniezustände.

STUFE 3: PSYCHE

Das natürliche Allergie-Stopp-Programm

Homöopathika zur Harmonisierung der Psyche

Homöopathikum	Wirkungsweise
Agaricus	Bei Neigung zu plötzlichen Wutanfällen.
Aluminum	Löst gedankliche Verwirrung, die beispielsweise zu Fehlern beim Sprechen oder Schreiben führt.
Ambra	Für Menschen, die abends wegen einer Flut von Gedanken nicht einschlafen können oder aufgrund einer geistigen und nervlichen Erschöpfung gleichgültig wirken.
Argentum metallicum	Wenn Aufregung zu Durchfall und schwitzigen Händen führt.
Arsenicum album	Löst Angst und Beklemmung.
Arum triphyllum	Für Menschen, die sehr nervös sind und beispielsweise dauernd an etwas herumzupfen.
Belladonna	Mildert hitziges Temperament und Gewalttätigkeit.
Graphites	Für Übergewichtige, die gern und schnell essen, aber manchmal langsam denken.
Helleborus niger	Gegen geistige Unbeweglichkeit.
Hyoscyamus	Hemmt Eifersucht, Zerstörungswut und Unverträglichkeit, z. B. bei kratzenden, beißenden Kindern.
Ignatia	Hilft denjenigen, die sich in etwas hineinsteigern und eine vernünftige Lösung nicht mehr erkennen.
Lachesis	Hilft Menschen, die dauernd reden müssen und rasch eifersüchtig werden.
Moschus	Hilft bei hysterischen Schreianfällen.
Nux vomica	Bei Personen, die unzufrieden sind und gerne zu Alkohol greifen.
Phosphorus	Hilft Menschen, die sich vor dem Alleinsein fürchten.
Sepia	Wirkt ausgleichend auf boshafte Kinder, die nur glücklich sind, wenn sie die anderen ärgern können.
Stramonium	Gutes Mittel für gewalttätige Kinder, die nur bei Licht einschlafen können.
Tarantula hispanica	Beruhigt Menschen, die nicht stillsitzen können und ständig „wie von der Tarantel gestochen" hin und her rennen.

3. Stufe: Psyche harmonisieren

Psychokinesiologie

Diese Methode verwende ich in meiner Praxis zur Beseitigung unterbewusster Blockaden, deren Ursache die Speicherung früher seelischer Konflikte im Unterbewusstsein ist. Oft bereitet ein einzelnes Ereignis, eine bestimmte Situation den Boden für viele nachfolgende Speicherungen. Stößt man auf das grundlegende Ereignis, die Schlüsselsituation, lösen sich auch automatisch die darauf aufbauenden Speicherungen. Der kinesiologische Muskeltest ermöglicht einen Dialog mit dem Unterbewusstsein und ruft den bisher verdrängten Konflikt ins Bewusstsein. Der mit diesem Konflikt verbundene emotionale Stress wird durch bestimmte Klopftechniken entkoppelt. Auf diese Weise lassen sich einschränkende Glaubenssätze, wie zum Beispiel „Ich bin unwichtig", „Ich bin erfolglos", regelrecht ausradieren. Diese Glaubenssätze wurden meist früh im Leben verinnerlicht und sind so tief im Denken verankert, dass sie täglich körperliche oder seelische Beschwerden verursachen und den Menschen daran hindern, gesund und ausgeglichen zu leben.

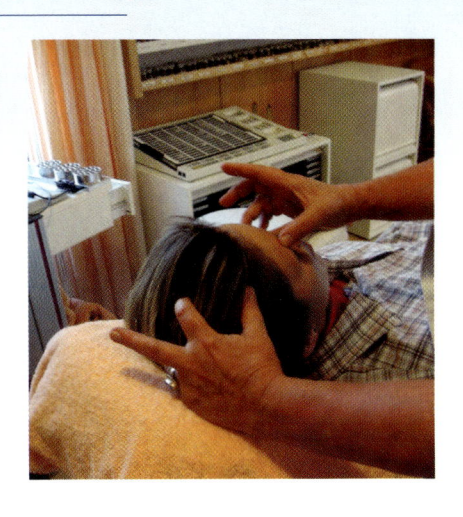

▲ Während der Psychokinesiologie lässt der Patient vor seinem inneren Auge eine Situation ablaufen, die ihm Probleme macht.

Gut zu wissen

Mit Klopfen Glaubenssätze ausradieren

Ausgehend von der Kinesiologie (siehe Seite 89) hat der deutsche Arzt Dietrich Klinghardt in den USA diese ganzheitliche Heilmethode entwickelt, bei der sich Körperarbeit und Psychotherapie verbinden. Grundlage ist der psychosomatische Ansatz, wonach jede Erkrankung eine psychische Ursache hat, also auf einem ungelösten emotionalen Konflikt beruht, der sich über Jahre im Unterbewussten festgesetzt hat. Über das vegetative (unbewusste) Nervensystem schafft sich dieser Konflikt ein Ventil, was zu körperlichen Symptomen führt.

STUFE 3: PSYCHE

Das natürliche Allergie-Stopp-Programm

Einfach die Seele baumeln lassen ...

Neben den genannten Methoden ist auch ganz einfach Bewegung an der frischen Luft, sei es spazieren gehen, wandern, joggen oder Rad fahren, Balsam für die Psyche und dazu auch noch anregend für den Stoffwechsel. Extreme Beanspruchung, wie das bei Leistungssport der Fall ist, bereitet Psyche und Körper jedoch wieder Stress und ist daher bei Allergien nicht geeignet. Sport, der die Ausdauer fördert, ist auch gut für das Immunsystem – vorausgesetzt, man betreibt ihn nicht exzessiv. Besonders geeignet sind Walking, Jogging, Nordic Walking, Skilanglauf, Wandern, Rad fahren, Golf und Schwimmen.

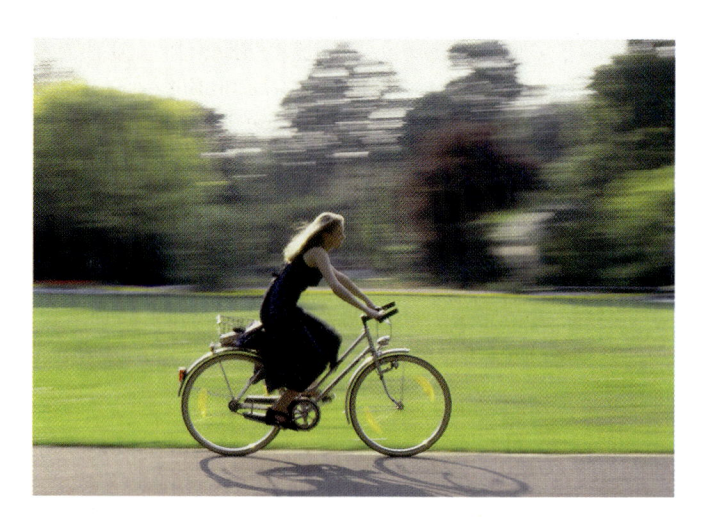

▶ Regelmäßige Bewegung baut die Psyche auf und regt den Stoffwechsel an.

Bauen Sie ein regelmäßiges Bewegungsprogramm in Ihr Leben ein. Joggen Sie beispielsweise 2-mal in der Woche 30 bis 40 Minuten lang. Falls Sie untrainiert sind, geht das natürlich nicht gleich „am Stück". Bauen Sie Ihre Kondition langsam auf und überfordern Sie sich nicht – zunächst gilt die Devise „Laufen ohne zu Schnaufen". Hilfreich ist es, Anregungen von Fachleuten zu erhalten, beispielsweise durch ein gutes Laufbuch. Auch eine Gruppe, die regelmä-

3. Stufe: Psyche harmonisieren ◀

ßig joggt, kann helfen, die Anfangsschwierigkeiten mit Aufraffen und Durchhalten zu überwinden. Nach einigen Malen werden Sie feststellen, dass die Sporteinheiten Ihrem Körper und Ihrer Psyche so gut tun, dass Sie sie nicht mehr missen möchten.

■ Übertreiben Sie nichts. Viel wichtiger, als irgendeine tolle Leistung zu erbringen, ist es, den Sport regelmäßig zu betreiben und ihn zu einem festen Bestandteil im Leben zu machen.

Neben regelmäßiger Bewegung an frischer Luft stehen Saunabesuche ganz oben auf der Liste, wenn es darum geht, die Haut zu entgiften und schädliche Stoffe aus dem Körper auszuschwitzen und dabei abzuschalten und den Geist zu entspannen – am besten regelmäßig einmal pro Woche. Auch ein warmer Leberwickel hilft bei der Entgiftung: Legen Sie sich ein feuchtes Baumwolltuch auf den Bauch und darauf eine Wärmflasche (so warm wie verträglich). Bedecken Sie alles mit einem großen, trockenen Handtuch oder einer Decke. Bleiben Sie so 20–30 Minuten liegen.

Für zu Hause haben sich sogenannte Salzbäder (1–2 EL Salz in die Badewanne) bewährt, die Ihre Entsäuerung unterstützen. Auch Basenbäder, beispielsweise Bullrich's Vital Wellnessbad (Apotheke) oder 2 Esslöffel Natrium carbonicum crudum (Apotheke) im Badewasser entsäuern den Körper. Regelmäßig jeden Tag 1/4 Stunde baden hat neben der Entsäuerung auch eine wunderbar entspannende Wirkung. Das verhilft besonders am Abend zu einem wohltuenden, tiefen Schlaf.

Mein Tipp
Chakren aktivieren mit Düften

Jedes Chakra kann von bestimmten Düften aktiviert werden. Mischen Sie einfach einige Tropfen der folgenden Öle in Ihr Hautöl – neben der Pflege erzielen Sie so auch noch einen aktivierenden Effekt auf die Psyche:
■ 1. Chakra: Zeder, Nelke
■ 2. Chakra: Ylang-Ylang, Sandelholz
■ 3. Chakra: Lavendel, Bergamotte, Rosmarin
■ 4. Chakra: Rosenöl
■ 5. Chakra: Salbei, Eukalyptus
■ 6. Chakra: Minze, Jasmin
■ 7. Chakra: Olibanum, Lotus

Unterstützung in einer Naturheilkundepraxis

Die folgenden Methoden bieten eine gute Begleitung zum Allergie-Stopp-Programm und können beispielsweise im Akutfall schnell für Linderung sorgen. Ich nenne hier einige Beispiele, die sich in meiner Praxis bewährt haben. Jeder naturheilkundlich tätige Therapeut hat sicher noch weitere „Geheimrezepte" auf Lager, die er anwendet, um die Gesundung von Körper und Seele zu fördern und damit einer Allergie die Grundlage zu entziehen.

Neuraltherapie

Je größer und verwachsener Narben sind, desto stärker wirken sie als Störfelder und unterbrechen den Energiefluss im Körper (siehe auch Seite 48). Die Neuraltherapie bietet die Möglichkeit, Störfelder, die durch Narben verursacht werden, zu mildern oder zu beseitigen: Durch gezielte Injektion eines örtlich wirkenden Betäubungsmittels wird der energetische Fluss wiederhergestellt und das vegetative Nervensystem positiv beeinflusst. Große Narben unterspritze mit Procain und einer Ampulle Graphites D6, alternativ auch Silicea D6 oder Hyaluronidase D6.

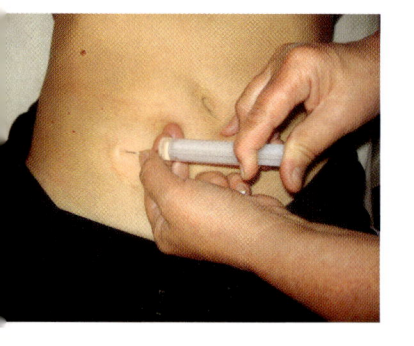

▲ Unterspritzen einer großen Narbe zur Beseitigung eines Störfeldes.

Homöopathie

Bei der Verabreichung von Homöopathika stehen dem Therapeuten prinzipiell drei Möglichkeiten zu Verfügung:
- Er kann ein Homöopathikum individuell auf den Patienten abstimmen, es also als *Konstitutionsmittel* (siehe Seite 67) geben. Hier sollte der Therapeut die hohe Kunst

des Repertorisierens beherrschen. Die alleinige Gabe des Konstitutionsmittels ist jedoch meist nicht ausreichend, denn häufig kommt es zu einer Symptomverschiebung, bei der zwar beispielsweise die Neurodermitis verschwindet, dafür aber plötzlich Bronchitis oder Asthma auftreten.

- Deshalb muss neben der Konstitution des Patienten auch unbedingt die jeweilige *Situation* beachtet werden. Hierbei geht es vorrangig darum, welche allergische Reaktion gerade im Vordergrund steht, also akut ist: Entzündungen der Haut, Juckreiz, laufende Nase, Atemnot usw. Hierfür kommen potenziertes Histamin sowie potenzierte Immunglobuline zum Einsatz. Eine Aufstellung von Situationsmitteln, die ich in meiner Praxis erfolgreich anwende, finden Sie im Anhang/Infos für Therapeuten, Seite 139.
- Daneben besteht noch die Möglichkeit, Homöopathika als *Substitutionsmittel* zu verabreichen. Bei einer Allergie sind das homöopathisch aufbereitetes Kalzium, Magnesium, Cuprum sowie Natrium. Ihre Potenzen richten sich nach dem pH-Wert.

Homöopathika als „Substitutionsmittel":
- pH unter 7:
  Calcium D2,
  Magnesium D4,
  Cuprum D6,
  Natrium D200

- pH über 7:
  Calcium D200,
  Magnesium D30,
  Cuprum D15,
  Natrium D6

Akupunktur

Die Akupunktur ist eine Methode, die ein Therapeut insbesondere in akuten Fällen anwenden wird. Ein wichtiger Akupunkturpunkt bei Allergien ist „Dickdarm 4" (siehe Seite 112) – übrigens wieder ein Hinweis darauf, dass es zu einer Allergie nur dann kommt, wenn der Darm nicht in Ordnung ist.

Auch an den Ohren befinden sich „Allergiepunkte", deren Nadelung im Akutfall hilft (siehe Seite 112). Durch Akupressur dieser Punkte kann sich der Patient auch zu Hause Linderung verschaffen, beispielsweise bei Heuschnupfen.

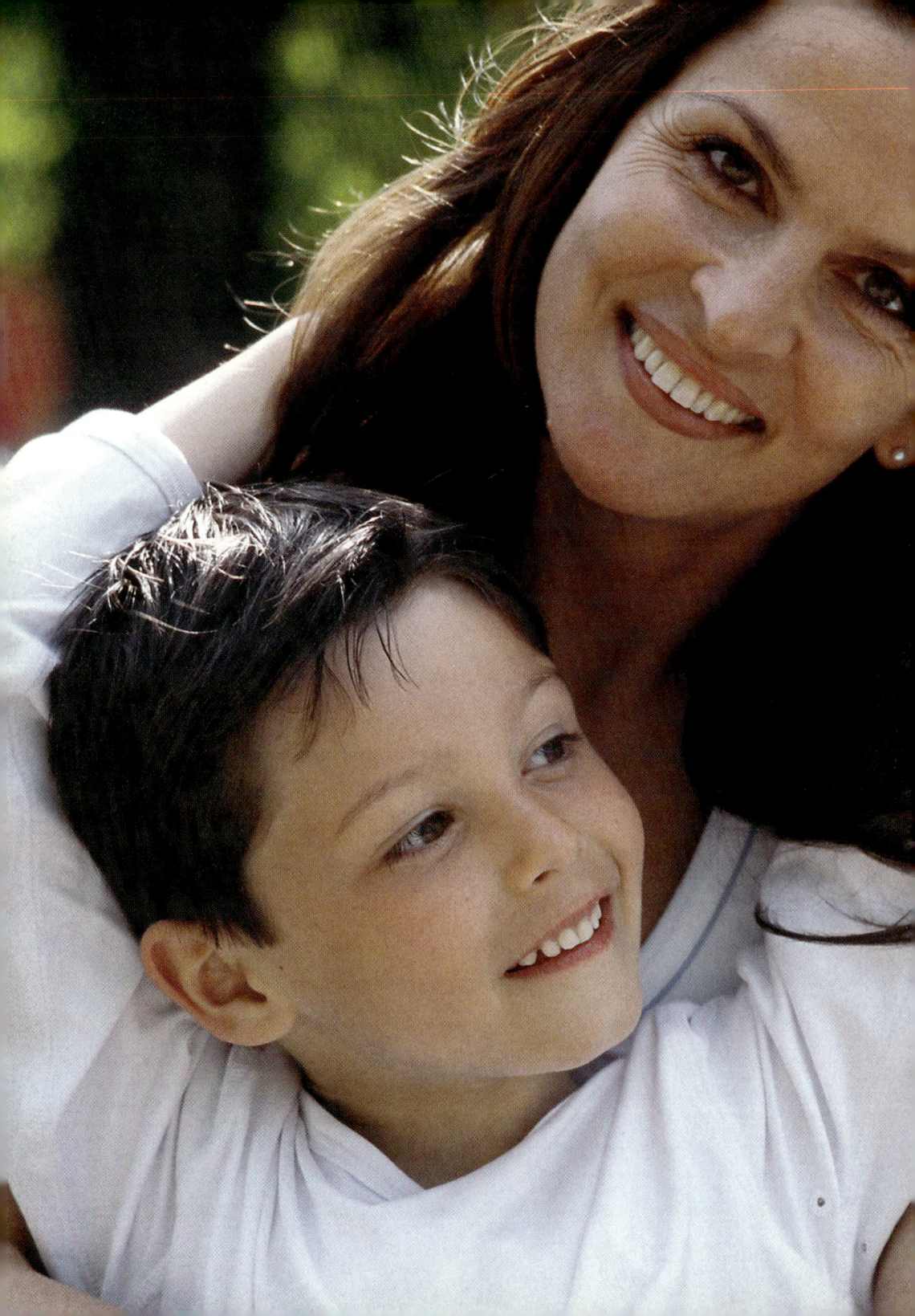

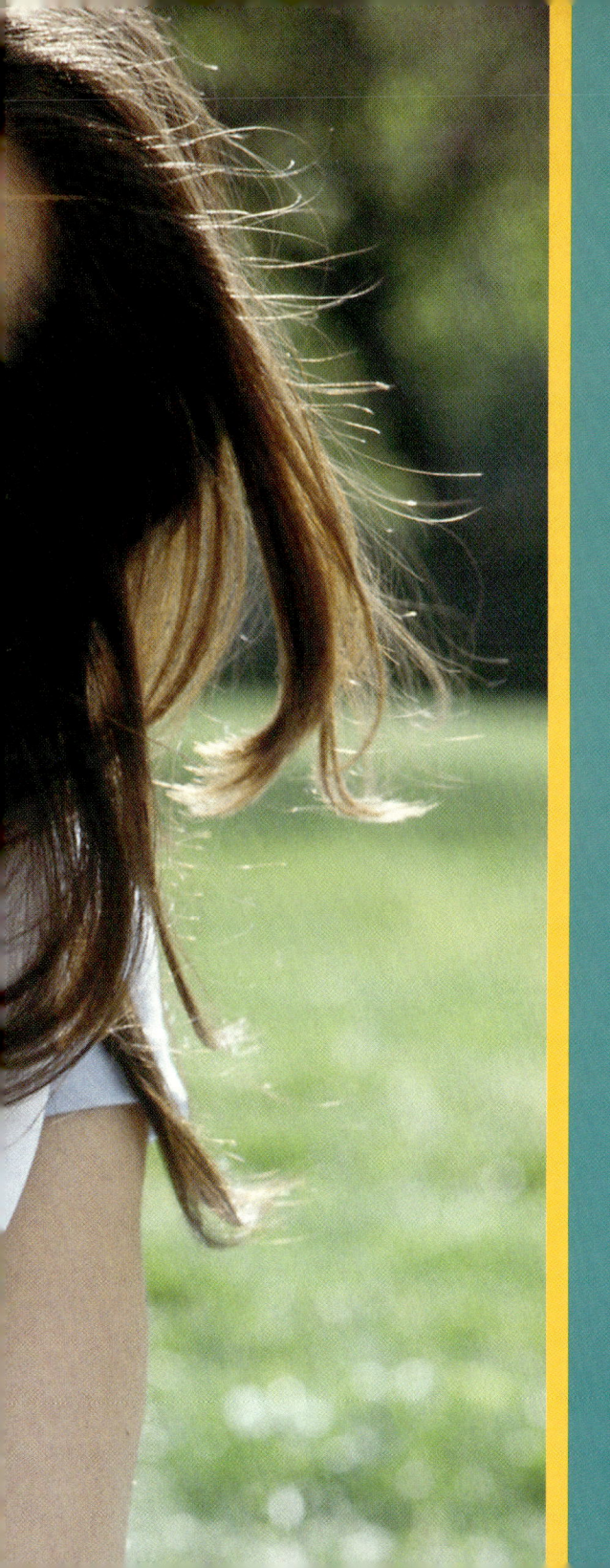

Behandlung der wichtigsten Allergien

Im folgenden Kapitel nenne ich Ihnen naturheilkundliche Maßnahmen, mit denen Sie auch außerhalb des Allergie-Stopp-Programms die wichtigsten allergischen Beschwerden erfolgreich behandeln können. Am Ende des Kapitels erfahren Sie, mit welchen homöopathisch aufbereiteten Mineralstoffen Sie Allergien und andere Krankheiten heilen und vorbeugen können.

Behandlung der wichtigsten Allergien

Laufende Nase, tränende Augen: Heuschnupfen

Bereits früh im Jahr beginnen einige Pflanzen zu blühen. Statt Frühlingserwachen bedeutet das für den Allergiker meist Frühlingsfrust, denn Birke, Haselnuss und andere Frühblüher führen zu laufender Nase, Niesanfällen und tränenden Augen. Hier liegt eine erbliche Belastung für eine Neigung zu Überreaktionen des Immunsystems vor, die Blütenpollen lösen diese Überreaktionen dann aus. Ebenso können als Auslöser aber auch unzählige andere Substanzen in Frage kommen wie Tierhaare, Hausstaubmilben, Nahrungsmittel usw.

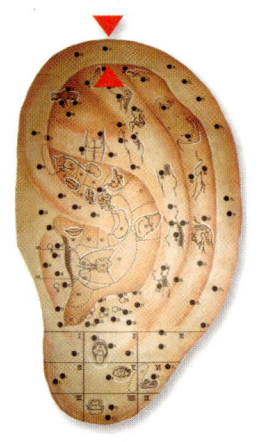

„Allergiepunkt"

Selbstbehandlung

Ein gut funktionierender Stoffwechsel und eine stabile Psyche können viel dazu beitragen, den Organismus „cooler" reagieren zu lassen – die entsprechenden Maßnahmen kennen Sie bereits aus dem Allergie-Stopp-Programm.

Erleichterung im Akutfall verschafft eine Akupressur links und rechts des Punktes „Dickdarm 4" (im Winkel von Daumen- und Zeigefingerwurzel) und dem Allergiepunkt am Ohr (höchster Punkt an der Ohrmuschel). Hierzu reibt oder drückt man diese Punkte ca. 10 Minuten lang.

„Dickdarm 4"

◀ Akupressur bringt im Akutfall schnell Erleichterung.

Substanzen für die Selbstbehandlung bei Heuschnupfen

Substanz	Dosierung pro Tag	Hinweise
Einzelmittel		
Pollen LM 6	1 × 5 Tropfen	Zur Vorbeugung: Im Februar beginnen, 2–3 Monate einnehmen
Cepa D3	3 × 5 Globuli	Bei Fließschnupfen mit wundmachendem, wässrigem Sekret, roten Augen und Tränenfluss
Apis D4	3 × 5 Globuli	Wenn sich alles geschwollen anfühlt
Histaminum D30	3 × 5 Globuli	Stoppt die Histaminausschüttung
Natrium muriaticum D30	1 × 5 Globuli	Eventuell als LM12 einnehmen (sollte ein Therapeut entscheiden)
Komplexmittel		
Heuschnupfenmittel DHU	3 × 10 Tropfen	
Hevert Allergia	3 × 1 Tablette	

Unterstützung durch einen Therapeuten

Stoffwechselregulation (siehe Seite 58 f.) und Darmsanierung (siehe Seite 72 f.) sind bei Heuschnupfen ebenso wie bei allen anderen Überreaktionen des Organismus Voraussetzung für eine endgültige Heilung. Das Behandlungsschema, das ich in meiner Praxis bei Heuschnupfen anwende, finden Sie im Anhang/Infos für Therapeuten auf Seite 140. Ich möchte an dieser Stelle nun kurz erläutern, wie es sich zusammensetzt.

Behandlung der wichtigsten Allergien

Gut zu wissen

Erb-Nosoden bei erblicher Belastung

Der Begründer der Homöopathie, Dr. Samuel Hahnemann, stellte bei der homöopathischen Behandlung bestimmter Krankheiten fest, dass diese nur scheinbar ausheilten oder sich nur vorübergehend besserten. Er kam auf den Gedanken, es in diesen Fällen mit einem „tiefliegenden Ur-Übel" zu tun zu haben. Krankheiten werden nach dieser Sichtweise nicht nur erworben, sondern auch von den Vorfahren vererbt.

Bei Allergien wird nicht die Erkrankung selbst vererbt, sondern die *Neigung*, auf Substanzen aus der Umwelt überschießend zu reagieren. Bei der Behandlung solcher ererbten Erkrankungsneigungen werden in der Homöopathie sogenannte Erb-Nosoden (Medorrhinum, Tuberculinum, Luesinum, Psorinum, Carcinosinum) angewendet.

Weitere Substanzen, die zum Einsatz kommen, sind Leukotriene und Histamin. Sie gehören zu den Botenstoffen, die bei immunologischen Reaktionen aus Mastzellen freigesetzt werden (siehe auch Seite 17) und die Blutgefäße erweitern, die Durchlässigkeit der Gefäße erhöhen sowie Fieber hervorrufen. In einer hohen Verdünnung, also hochpotenziert, wirken sie nach dem Ähnlichkeitsprinzip (siehe Seite 66) genau diesen Körperreaktionen entgegen. Zusätzliche Gabe von Vitamin E vermindert die Bildung von Leukotrienen.

Wenn eine Allergie auf Birken-, Haselnuss- oder Gräserpollen besteht, kann der Therapeut durch die tägliche Gabe der hochpotenzierten Pollen die Sensibilität des Organismus für diese Allergene reduzieren.

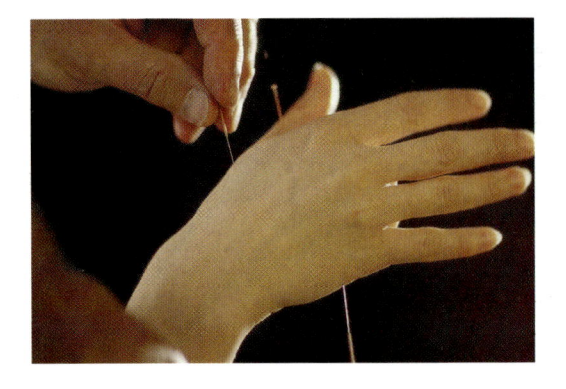

◄ Akupunktrieren des „Dickdarm 4" sowie der Allergiepunkte am Ohr führt im Akutfall schnell zur Erleichterung.

Hautprobleme: Neurodermitis, Ekzeme & Co.

Auch hier wurde eine Neigung weitervererbt, auf Reize mit Rötungen und Bläschen zu reagieren – im übertragenen Sinne liegt hier eben eine gewisse „Dünnhäutigkeit" vor und nicht das sprichwörtliche „dicke Fell" (siehe auch Seite 53). Alle diese Hauterscheinungen jucken stark, was besonders Kinder zur Verzweiflung treiben kann. Sie möchten sich am liebsten ständig kratzen, was zur Infektion der betroffenen Hautstellen führen und auch noch benachbarte gesunde Hautpartien in Mitleidenschaft ziehen kann. Trocknen die Bläschen aus, entstehen Hautrisse, die ebenfalls jucken und sich infizieren können.

Häufig sind Stresssituationen Auslöser für die Hauterscheinungen

Alle Hautprobleme können durch Beheben der zugrunde liegenden Stoffwechselstörung gemildert, wenn nicht sogar vollständig zum Verschwinden gebracht werden. Unter

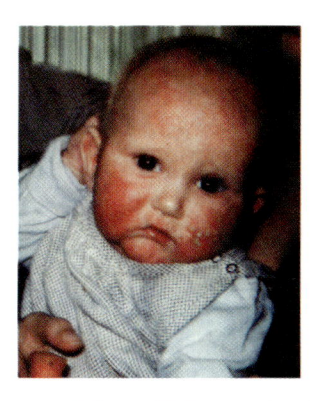

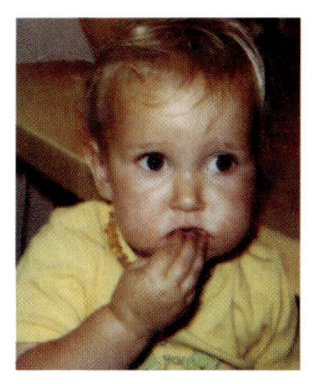

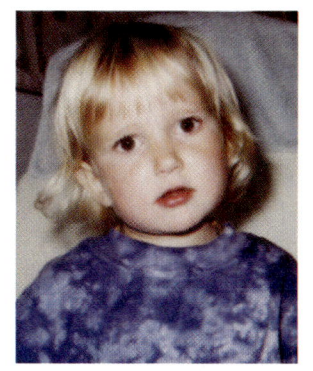

▲ Bei dieser kleinen Patientin heilte die heftige Neurodermitis mithilfe naturheilkundlicher Methoden innerhalb weniger Tage ab und kam danach auch nicht mehr zum Ausbruch.

Behandlung der wichtigsten Allergien

diesem Gesichtspunkt wird man verstehen, dass es keinen Sinn hat, eine Neurodermitis alleine mit Salben zu behandeln. Dadurch verlagern sich letztendlich nur die Beschwerden von der Körperoberfläche in den Körper hinein, was zu einer Verschiebung der Symptome führt und Erkrankungen wie Asthma, chronische Kolitis oder andere Organstörungen hervorruft.

Cortison sollte nur im Notfall zum Einsatz kommen.

Die schulmedizinische Therapie mit Cortisonsalben, Antiallergika oder Immunsuppressiva ist auf Dauer gesehen keine Lösung, kann aber im allerschlimmsten Fall schnell eine Linderung verschaffen. Bei längerer Anwendung cortisonhaltiger Salben kommt es jedoch zu einer tief greifenden Veränderung der Haut: Sie wird pergamentartig und dünn, reißt leicht ein, wobei Lymphflüssigkeit austritt. Zudem hemmt eine Cortisonbehandlung die Produktion des körpereigenen Cortisons. Dieses in der Nebennierenrinde gebildete Hormon hat wichtige Funktionen und weitreichende Effekte auf Knochen und Muskeln, auf den Mineral- und Wasserhaushalt und damit den Kreislauf, auf den Stoffwechsel, das Immunsystem und das zentrale Nervensystem sowie auf das Blut und die Augen.

▎ Obwohl Cortison im Notfall schnell hilft, sollte es nicht zur Dauertherapie verwendet werden. Generell gilt: Je weniger Cortison ein Neurodermitiker nimmt, desto unbelasteter ist er und desto schneller erfolgt eine Heilung.

Selbstbehandlung

Im Akutfall ist vorrangig der quälende Juckreiz zu behandeln, der dazu führt, das man sich ständig kratzen möchte – und das häufig auch tut, bis es blutet und das Fleisch zum Vorschein kommt.

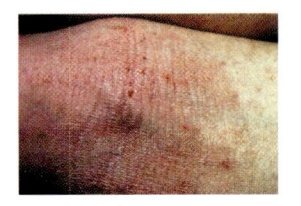

▲ Neurodermitishaut.

Hautprobleme: Neurodermitis, Ekzeme & Co. ▶

Substanzen für die Selbstbehandlung bei Hautproblemen

Substanz	Dosierung pro Tag	Hinweise
Salben Mirfulan-Salbe (Lebertran-Salbe)		Auftragen, wenn die Haut spannt
Eucerinum anhydricum und Aqua calcarea, gemischt zu gleichen Teilen		Auftragen, wenn die Haut sich heiß anfühlt
Homöopathika Cortisonum D6	3 × 1 Tablette	
Yucca filamentosa D12	2 × 5 Globuli	
Calcium carbonicum D2 zusammen mit Histamin D30	3 × 1 Tablette (Calcium carbonicum) 3 × 5 Globuli (Histamin)	Zusammen 3 Monate lang einnehmen
Kalium arsenicosum D12	2 × 5 Globuli	bei unerträglichem Juckreiz

Um Hautproblemen auch auf lange Sicht den Nährboden zu entziehen, sollte gleichzeitig eine Stoffwechseloptimierung (siehe Seite 58 f.) und die Darmsanierung mit Aufbau der Darmflora (siehe Seite 72 f.) durchgeführt werden.

Bei der Ernährungsumstellung sind insbesondere folgende Punkte zu beachten:
- Verzicht auf Weißzucker, gezuckerte Nahrungsmittel und Getränke sowie Süßstoffe.
- Vermeiden von Nahrungsmitteln, denen Konservierungsstoffe, Farbstoffe, Antioxidationsmittel sowie Glutamat zugesetzt wurde.

Achten Sie auf die Zutatenliste, insbesondere auf „E-Nummern".

- Verzicht auf Schweinefleisch – es enhält entzündungsfördernde Stoffe.
- Verzicht auf Kuh- und Dosenmilch.
- Weitgehender Verzicht auf tierisches Eiweiß – Kindern sollte man ausschließlich Fleisch in Bio-Qualität zu essen geben (kein Schweinefleisch!).

Alle diese Nahrungsmittel sind stark säuernd und belasten durch Abbauprodukte die Ausscheidungsorgane, zu denen auch die Haut gehört.

- Essen Sie viele Ballaststoffe in Form von gegartem Gemüse sowie ab und zu Rohkost, sofern sie vertragen wird. Viel trinken (1–3 Liter/Tag), am besten Wasser und verdünnte Tees aus Schafgarbe, Brennnessel oder Frauenmantel.

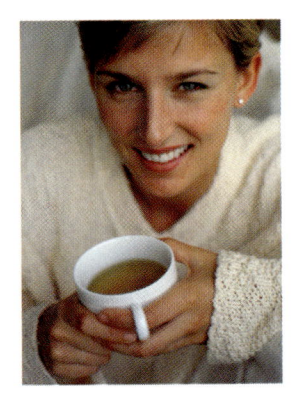

▲ Heißer Tee regt das Nieren-Chi besser an als ausschließlich kaltes Wasser.

Unterstützung durch einen Therapeuten

Bei der Behandlung von Neurodermitis und anderen Hauterscheinungen sollte stets ein erfahrener Therapeut hinzugezogen werden. Die Regulation des Eiweißstoffwechsels sowie die Darmsanierung stehen an erster Stelle. Natrium in einer Hochpotenz, Kalzium, Kupfer und Magnesium in einer niedrigen Potenz unterstützen die Stoffwechselregulation.

Grundsätzlich gilt, dass bei der Behandlung der Hauterscheinungen von innen nach außen vorgegangen werden muss: Zuerst werden die inneren Organe stabilisiert, insbesondere Darm und Lunge. Nicht selten verschwinden dabei bereits die Hauterscheinungen.

Husten, Bronchitis und Asthma

Reaktionen an den Atmungsorganen können durch Pollen und andere Allergene ausgelöst werden. Speziell Asthma kann jedoch auch als Folge einer Unterdrückung von Hauterscheinungen auftreten, beispielsweise nach einem Scharlach. Nach den Erfahrungen in meiner Praxis ist Asthma sogar fast immer eine Folge von Unterdrückung eines anderen Leidens: Entweder wurde ein Hautausschlag mit Cortison oder ähnlichen Salben behandelt, eine Kinderkrankheit nicht auskuriert, sondern vor Erreichen ihres Höhepunktes mit Antibiotika unterdrückt, oder eine Bronchitis wurde nicht ausgeheilt und mit schwerem Geschütz wie Cortison in Schach gehalten.

Asthma beruht häufig auf einer Symptomverschiebung.

Selbstbehandlung

Bei Kindern, die unter einem trockenen, bellenden Husten leiden, empfehle ich einen feucht-kühlen Alkoholumschlag. Dazu ein Küchenhandtuch mit hochprozentigem Alkohol tränken (hier ist beispielsweise Wodka geeignet, denn er ist so gut wie geruchlos), auf die Brust legen und mit einem Frotteehandtuch abdecken. Gleichzeitig ca. 3 Stunden lang für feuchte Luft im Zimmer sorgen: Topf mit kochendem Wasser aufstellen (wenn möglich auf einer Heizplatte, alternativ alles in die Küche verlagern), in das Salz und Salbeitee gegeben wurde. Sehr wirksam ist auch ein warmer Schmalzwickel.

▪ Bei einem akuten Asthmaanfall muss auf entsprechende schulmedizinische Sprays oder Medikamente zurückgegriffen werden.

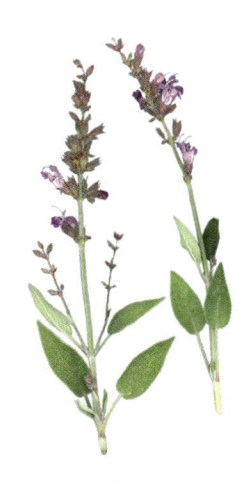

▲ Salbei hilft, den Husten zu lindern.

Substanzen für die Selbstbehandlung bei Atemwegsproblemen

Substanz	Dosierung pro Tag	Hinweise
Krämpfe der Bronchien		
Cuprum metallicum D6	3 × 5 Globuli	Entkrampfende Wirkung
Mephites D4 oder D6	3 × 5 Globuli	Erweitert die Bronchien
Trockener Husten, Heiserkeit		
Aconitum D4	jede Stunde 1 Tablette	Bei plötzlich auftretenden Beschwerden, Fieber ohne Schwitzen
Ammonium causticum D4	3 × 1 Tablette	Bei Heiserkeit
Ammonium chloratum D4	3 × 5 Globuli	Schafft gleichzeitig gutes Milieu für erwünschte Darmbakterien
Aralia D4	3 × 5 Globuli	Bei Asthma nachts im Liegen und Hustenkrämpfen
Argentum nitricum D12	3 × 5 Globuli	Bei Gefühl, wie wenn ein Haar im Kehlkopf wäre
Coccus cacti D4	3 × 5 Globuli	Bei „Maschinengewehrhusten", der nicht endet
Corallium rubrum D6	3 × 5 Globuli	Bei hartem Husten
Drosera D4	3 × 5 Globuli	Bei nächtlichen Hustenanfällen mit Brechneigung
Phosphorus D30	3 × 5 Globuli	Bei Blutungsneigung
Rumex D4	3 × 5 Globuli	Bei tiefem, trockenem Husten
Spongia D6	3 × 5 Globuli	Husten, der sich verschlimmert durch Reden und Singen

Husten, Bronchitis und Asthma

Substanz	Dosierung pro Tag	Hinweise
Husten mit Schleim		
Bufo rana D6	3 × 5 Globuli oder 3 × 1 Tablette	Bei zähem Schleim
Ipecacuanha D4	3 × 5 Globuli	Wenn der Schleim erbrochen wird
Tartarus emeticus D4	3 × 5 Globuli	Bei rasselndem Husten
Krampflösende Hustenmittel		
Ammonium bromatum D4	3 × 1 Tablette	Wenn der Husten auf einen Schnupfen folgt
Ammonium carbonicum D4	3 × 1 Tablette	Bei trockenem Reizhusten und Kehlkopfkatarrh, Neigung zu Kreislaufschwäche mit Atemnot und Herzklopfen
Ammonium jodatum D6	3 × 1 Tablette	Bei festsitzendem Schleim, der kaum herausgebracht wird
Bryonia D6	3 × 5 Globuli	Bei schmerzhaftem Husten, wenn man sich die Brust festhält
Cuprum arsenicosum D12	3 × 1 Tablette oder 3 × 5 Globuli	Bei lang anhaltenden Hustenattacken
Dulcamara D4	3 × 5 Globuli	Bei Husten als Folge von Durchnässung (eiskalte Hände und Füße)
Grindelia D4 und Teucrium D12	3 × 5 Globuli einen Tag lang im Wechsel	Bei erschwerter Atmung, reichlichem, aber schwer löslichem Auswurf im Wechsel
Kalium bichromicum D4	3 × 5 Globuli	Bei dickfadig ziehendem Auswurf, grünlichen Schleimfetzen und Krusten

Substanzen für die Selbstbehandlung bei Atemwegsproblemen (Forts.)

Substanz	Dosierung pro Tag	Hinweise
Kalium carbonicum D6	3 × 1 Tablette	Atemnot, Erschöpfung bei geringster Anstrengung, Schwitzen auf der Stirn
Kalium jodatum D4	3 × 1 Tablette	Bei hartnäckigem, festsitzendem Husten, der nachts schlimmer wird
Lobelia inflata D4	3 × 5 Globuli	Bei Krämpfen im Magen mit heftigem Würgen, trockenem Reizhusten, Engegefühl in der Brust
Sticta pulmonalia D6	3 × Globuli	Bei trockenem Reizhusten bis zur Erschöpfung, schlimmer durch Einatmen und flaches Liegen
Senega in D4	3 × 1 Tablette	Bei Husten mit zähem Schleim
Komplexmittel		
Cefabronchin	3 × 10 Tropfen	Lindert Husten
Aralia-Tabletten Nestmann	3 × 1 Tablette	Lindert Husten
Grindelia-Tropfen Nestmann	3 × 10 Tropfen	Lindert Husten

Unterstützung durch einen Therapeuten

Die Notmischung wirkt noch schneller, wenn sie i.v. gespritzt wird.

Bei einem akuten Asthmaanfall setze ich in meiner Praxis eine „Notmischung" ein (siehe Seite 142); 20 Tropfen dieser Mischung werden in ein Glas Wasser gegeben und der Patient trinkt alle 5 Minuten einen Schluck davon. Bewirkt diese Notmischung nach 30 Minuten noch keine Besserung, kommt ein übliches Asthmaspray zur Anwendung.

■ Die Konstitutionstherapie mit Homöopathika bleibt dem erfahrenen Homöopathen überlassen.

Reaktionen auf Insektenstiche

Viele Menschen reagieren heutzutage übermäßig stark auf Insektenstiche. Häufig ist ein Insektenstich anfangs schmerzlos, da viele Insekten beim Stich eine örtlich betäubende Substanz einspritzen, beispielsweise Mücken. Nach einiger Zeit steigt die Durchblutung an der Einstichstelle stark an und es wird Histamin ausgeschüttet, welches nun den Juckreiz auslöst. Die mit dem Blut herantransportierten weißen Blutkörperchen eröffnen den Abwehrkampf gegen die beim Stich injizierten Fremdstoffe, wodurch es zu den typischen Entzündungszeichen Schmerz (lat. dolor), Erwärmung (lat. calor), Rötung (lat. rubor) und Schwellung (lat. tumor) kommt, wobei der Juckreiz bestehen bleibt.

▼ Ungewöhnlich heftige Reaktionen auf einen Insektenstich sieht man heutzutage nicht nur bei Kindern häufig.

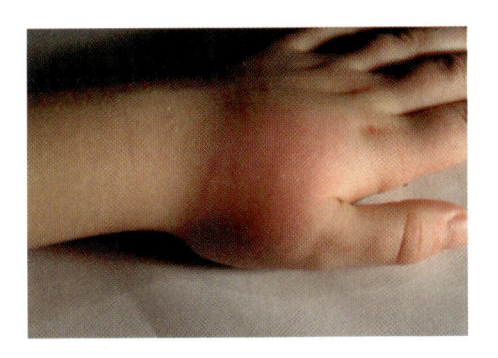

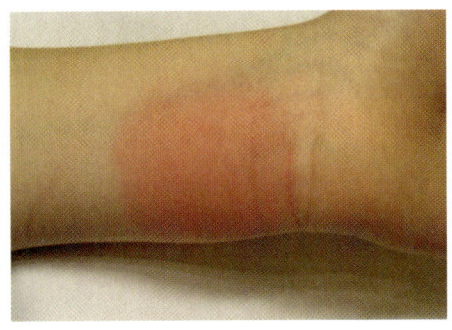

Selbstbehandlung

Wenn man sich nach einem Insektenstich müde und kraftlos fühlt, ist vermutlich ein Insektizid mit in die Einstichstelle gelangt. Hier hilft die Nosode Insektizide Injeel oder Insektizide composita D30 (Stauffen), 1 × täglich 1 Ampulle.

Behandlung der wichtigsten Allergien

Substanzen bei Insektenstichen

Substanz	Dosierung pro Tag	Hinweise
Sofort nach dem Stich		
Lachesis D12	5–10 Tropfen	Tropfen wirken schneller als Globuli gegen Entzündung
Ledum D12	3 × 5 Globuli	Bei Stichwunden
Weitere Behandlung		
Arnika D4	3 × 5 Globuli	Lindert Rötung
Apis D4	3 × 5 Globuli	Lindert Schwellung
Mezereum D4	3 × 5 Globuli	Lindert Nervenschmerzen
Bei Allergieneigung		
Cortisonum D6, Calcium carbonicum D2, Histamin D30	3 × je 5 Globuli, ca. 3 Stunden lang	Akut: Abwechselnd jede 10 Minuten ein Mittel einnehmen
Histaminum D30	jede Stunde 5 Globuli einen Tag lang	Wenn die Stelle trotz Einnahme der genannten Mittel weiter anschwillt

Zur Linderung des Brennens oder Juckens kann man auf die Stichstelle eine halbe Zwiebel legen, einen Essigumschlag machen oder Plantago (aus der Apotheke) in der Urtinktur auftropfen und einreiben. Auch ein Quarkumschlag ist hilfreich: Quark auf einen Waschlappen auftragen und diesen auf den Stich legen.

Ein Mensch, der weiß, dass er allergisch auf Insektenstiche reagiert, ist häufig schon beim Anblick einer Wespe am Apfelsaftglas gestresst. Bei Stress schüttet der Körper Betahydroxybuttersäure aus. Leider wirkt dieser Stoff auf Insekten sehr anziehend und sie suchen sich genau denjenigen fürs Stechen aus, der davon mehr hat als andere. Diesen Menschen hilft Vitamin B_1 (Thiamin), das einen für Insekten sowie Zecken abstoßenden Geruch hat.

- Für Kinder eignet sich folgende Methode: Geben Sie eine Vitamin-B_1-Ampulle und 5 Tropfen Sabadilla D2 in ein Glas Wasser. Mit dieser Mischung reiben Sie den Kopf und den ganzen Körper ein – noch besser geht das, wenn Sie die Mischung in eine kleine Sprühflasche füllen.
- Erwachsene können sich ebenfalls mit dieser Mischung einreiben und zusätzlich mit der oralen Einnahme von Vitamin B_1 vorbeugen: 2- bis 3-mal täglich 1 Tablette.

Unterstützung durch einen Therapeuten

Wenn jemand erfahrungsgemäß gerne von Insekten ins Visier genommen wird, kann Vitamin B_1 zur Vorbeugung i.v. gespritzt werden. Daneben kann der Therapeut die Ausschüttung von Betahydroxybuttersäure mit einer D800 stoppen. In Kombination mit Vitamin-B_1-Gabe kommt es so zu einer deutlichen Entlastung.

▼ Vitamin B_1 hält Insekten und Zecken vom Stechen ab und kann Menschen, die besonders gefährdet sind, schützen.

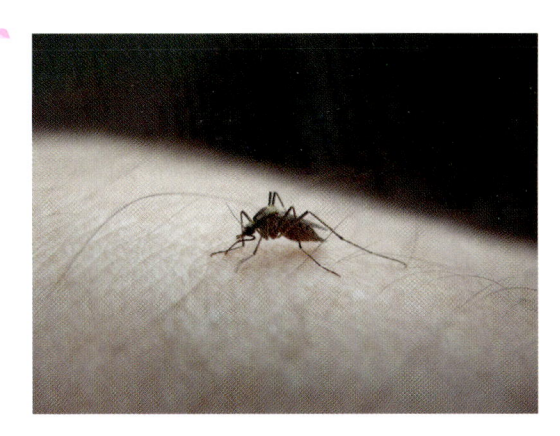

Behandlung der wichtigsten Allergien

Wenn das Essen Probleme macht

Die Palette der Befindlichkeitsstörungen nach Nahrungsaufnahme reicht von Kopfschmerzen und schlechtem Befinden über Übelkeit, Erbrechen und Durchfall bis zu Völlegefühl und Verstopfung. Manche Betroffene haben durch Tests die Nahrungsmittel ausfindig machen können, die diese Symptome auslösen, und schränken ihren Speiseplan entsprechend ein. Neben dem Meiden der Auslöser gibt es aber noch weitere Möglichkeiten, sich bei einer Überempfindlichkeit des Verdauungstrakts zu helfen und auf Dauer vielleicht sogar wieder zu einer gewissen Normalität bei der Nahrungsaufnahme und -verarbeitung zurückzukehren.

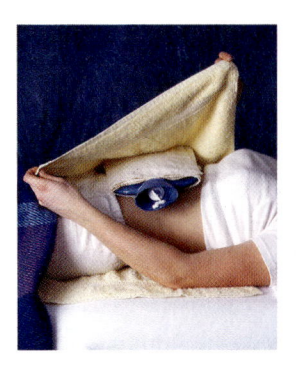

Selbstbehandlung

▲ Oft lindert eine Wärmflasche die Bauchkrämpfe.

- **Übelkeit:** Hier helfen Bitterstoffe wie Tinctura gentiana (1:1 mit Wasser verdünnt) oder ein Schluck Abdomilon (Apotheke) oder ein Kräuterbitter wie Fernet Branca. Zur Vorbeugung eignen sich leicht bitter schmeckende Tees, die bereits beim Frühstück die Produktion der Verdauungssäfte ankurbeln (siehe Ernährungsempfehlungen, Seite 60).
- **Bauchkrämpfe:** Probieren Sie aus, ob Ihnen eine Wärmflasche auf dem Bauch gut tut oder eher etwas Kaltes, beispielsweise ein Eisbeutel in einem Handtuch oder ein in Alkohol (Wodka) getränkter Lappen – jeweils mit einem Handtuch abdecken.
- **Durchfall:** Hier helfen neben Homöopathika (siehe Tabelle) auch Kohlekompretten (Apotheke) und schwarzer Tee.

Homöopathika bei Durchfall

Substanz	Dosierung pro Tag	Hinweise
Chelidonium D3	3 × 5 Globuli	Wirken wie Bitterstoffe
Taraxacum D3	3 × 5 Globuli	Wirken wie Bitterstoffe
Arsenicum album D30	3 × 5 Globuli	Bei akutem Durchfall
Aloe D6	3 × 5 Tabletten	Bei Blähungen

Wichtig ist es, das Frühstück immer salzig und sauer zu halten und auf Süßes wie Obst, Müsli, Honig oder Marmelade zu verzichten – Vorschläge für diese Art von Frühstück finden Sie auf Seite 61.

Daneben bringt eine vermehrte Aufnahme von Bitterstoffen die Verdauung auf Trab: Je mehr Bitterstoffe man aufnimmt, desto mehr ist der Magen bereit, die Nahrung für die weitere Verdauung vorzubereiten. Ideen, wie Sie Ihren Speiseplan diesbezüglich anreichern können, finden Sie auf Seite 60.

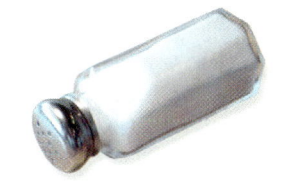

Pancreas GL D5 (Wala) 1 × täglich 1 Ampulle oder 3 × täglich 5 Globuli stimuliert die Bauchspeicheldrüse. Weitere Mittel zur Stärkung von Magen und Bauchspeicheldrüse finden Sie auf Seite 64 f.

Unterstützung durch einen Therapeuten

Bei Überreaktionen auf Nahrungsmittel steht wie bei allen anderen Allergien und allergieähnlichen Erscheinungen die Stoffwechseloptimierung im Vordergrund. Hier können

Chinone eine zusätzliche Aktivierung bewirken. Colon-Hydrotherapie mit gleichzeitiger Ausleitung von Giftstoffen unterstützt die Darmsanierung.

Chinone aktivieren den Stoffwechsel

Coenzym Q übernimmt wichtige biochemische Aufgaben, beispielsweise bei der Zellatmung.

Chinone sind Oxidationsmittel, die antibakteriell wirken und die Umsetzung von Stoffen katalysieren. Unter ihnen finden sich viele lebensnotwendige Vitalstoffe und sogenannte Radikalenfänger, die den Organismus vor schädlichen Verbindungen schützen. In der Natur kommen Chinone besonders häufig in Farbstoffen vor, beispielsweise in Blüten und Früchten. Eines der bekanntesten Chinone ist das Coenzym Q (Q10), eine vitaminähnliche Substanz, die sich mit bestimmten Eiweißmolekülen zu Enzymen verbindet. Q10 und andere Chinone gibt es zwar als Nahrungsergänzungsmittel, viel effektiver ist jedoch die Einnahme von Chinonen in potenzierter Form. Sie helfen dabei, Überreaktionen auf Nahrungsmittel sowie andere Beschwerden zu beheben. Potenzierte Chinone gibt es als Globuli oder als Ampullen, die getrunken oder gespritzt werden können – siehe auch Seite 143.

Colon-Hydrotherapie

Für Rizol wird pflanzliches Öl mit aktivem Sauerstoff angereichert.

Vorbereitung: Besonders bei einer Überempfindlichkeit des Verdauungstraktes wirkt eine Darmsanierung mit Colon-Hydrotherapie Wunder. Neben einem eventuellen Pilzbefall liegt häufig ein Befall mit Parasiten vor. Nach den Erfahrungen, die ich in meiner Praxis gesammelt habe, werden die Erscheinungen, die als Zöliakie diagnostiziert werden, häufig durch einen Befall mit Parasiten, beispielsweise Hakenwürmer, ausgelöst. In diesem Fall müssen vor der Colon-Hydrotherapie antiparasitäre Mittel oder Rizol gegeben werden (siehe Infos für Therapeuten, Seite 138).

Info

Das stoppt ein akutes Allergiegeschehen sofort!

Um eine gerade akut auftretende Allergie zu stoppen, wende ich in meiner Praxis Infusionen an, die auch bei Parasiten- und Pilzbefall (siehe Seite 138) sowie zur Ausleitung von Schwermetallen positive Wirkung haben. Diese Infusionen werden angereichert mit:
- 1. Woche: Natrium carbonicum + 0,5%-iges Procain
- 2. Woche: Acidum lacticum + 0,5%-iges Procain

Nach jeder Infusion folgt ein Fußbad in Salzwasser, am besten mit einem DETOX-Gerät: Der durch dieses Gerät produzierte schwache Gleichstrom verbessert die Ionen- und Elektronentätigkeit im Körper und schafft damit die Voraussetzung für die natürliche Ausleitung von Schadstoffen und Säuren aus dem Körper.

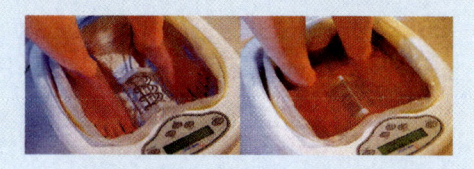

▲ DETOX-Gerät: Nach ca. 30 Minuten verfärbt sich das Wasser aufgrund der ausgeschwemmten Schadstoffe dunkel.

Daneben besitzen die Parasiten ein bestimmtes Enzym, das ihre Selbstzerstörung herbeiführt – so sorgen sie noch im Moment des Ablebens für die Verbreitung ihrer Nachkommenschaft. Die Einnahme einer homöopathischen Aufbereitung des Enzyms aktiviert den Selbstzerstörungsmechanismus, woraufhin die Parasiten regelrecht explodieren. Mithilfe der Colon-Hydrotherapie können dann die Reste herausgeschwemmt werden.

Ausleitung von Giften: Häufig ist eine Überempfindlichkeit des Verdauungstraktes Folge einer Vergiftung (Intoxikation), beispielsweise mit Metallen wie Blei (bestimmte Keramikglasuren auf Geschirr!), Cadmium oder Quecksilber (Plomben!). Daneben verdrängen diese Stoffe andere, für den Körper lebensnotwendige Substanzen. Blei beispielsweise verdrängt Eisen, was zur Produktion von

Hinweise auf eine Belastung des Körpers mit Giften

Substanz	Symptome
Aluminium	Energieverlust, Verhaltensänderung, Demenz
Blei	Koliken, Apathie, Überreiztheit, Lernprobleme, Hyperaktivität, Kopfschmerzen – Blei ist ein Nervengift
Cadmium	Hypertonie, Arteriosklerose, Nieren- und Lungenerkrankungen, Abwehrschwäche
Nickel	Kopfschmerzen, Brechreiz, Krebs, Hauterkrankungen, Asthma, Herzinfarkt
Quecksilber	Appetitlosigkeit, Gewichtsverlust, Zahnfleischentzündung, Zittern, Depression, Brechreiz, Hauterkrankungen, Nierenstörungen
Silber	Durchfall bei Aufregung, schwitzige Hände

geschädigtem Hämoglobin führt und so die Funktionstüchtigkeit der roten Blutkörperchen verringert. Regelmäßige Gabe der Substanzen in einer Hochpotenz, beispielsweise als D200, täglich 5 Globuli, befreit den Körper nach dem Ähnlichkeitsprinzip (siehe Seite 66) von den entsprechenden Giften. Um beim Spülvorgang die Toxine zu binden wird dem Spülwasser Carbokönigskohle zugesetzt.

Die Darmspülung kann in einer naturheilkundlichen Praxis durch eine begleitende Farbtherapie unterstützt werden:
- Grün: Entgiftung
- Blau: bei Durchfällen zur Beruhigung
- Rot oder orange: Anregung
- Gelb: Unterstützung des gesamten Stoffwechsels.

Allergien vorbeugen mit Mineralstoffen

Krankheiten werden in der Schulmedizin meist nach dem Prinzip behandelt, dem Körper Stoffe zuzuführen, die dem Organismus (scheinbar) fehlen. Aus naturheilkundlicher Sicht liegt vielen Krankheiten jedoch kein *Mangel* an bestimmten Stoffen zugrunde, sondern eine *Fehlverteilung*. Diese Fehlverteilung, beispielsweise an Mineralien, bringt nachfolgend das ganze System aus dem Gleichgewicht, denn gerade Mineralien spielen eine zentrale Rolle bei sämtlichen Prozessen des Stoffwechsels.

Wenn Mineralien nur in Form von Nahrungsergänzungsmitteln aufgenommen werden, kann es leicht zu einem „Zuviel" an einem bestimmten Mineralstoff kommen. Dies hat negative Auswirkungen, selbst bei einem so „harmlosen" Element wie Kalzium: Ein Zuviel an Kalzium, beispielsweise durch exzessiven Milchkonsum oder zu hoch dosierte Nahrungsergänzungsmittel, führt zur Bildung schwerlöslicher Oxalatsalze im Darm, was zu einer Überempfindlichkeit des Verdauungstraktes führt – also zu einer „Nahrungsmittelallergie".

Ein Zuviel an anderen Spurenelementen ist sogar gleichbedeutend mit einer Vergiftung. Deswegen darf Selen nicht in zu hohen Dosen aufgenommen werden, besonders nicht von Allergikern: Selen in potenzierter Form als D6, 3 × 1 Tablette/Tag, wirkt hier wesentlich gesünder. Ein Kobaltüberschuss kann zu einer Schädigung des Herzmuskels führen, zu viel Zink zu Magen-Darm-Störungen und, bei chronischem Überschuss, zu Blutarmut.

> Wenn sich der Mineralienhaushalt des Körpers im Gleichgewicht befindet, ist die wichtigste Voraussetzung für Gesundheit erfüllt.

Behandlung der wichtigsten Allergien

Hinweise auf eine Fehlverteilung von Mineralien im Organismus

Mineralstoff	Mangel	Überschuss
Kalzium	pH-Verschiebung in den sauren Bereich, Allergien, Bluthochdruck, Nervosität, Schlaflosigkeit, Regelbeschwerden, verstärkte Aufnahme von Blei	Nierensteine, Arteriosklerose
Germanium	vermehrte Schadstoffaufnahme	Nierenversagen
Kalium	Energiemangel, Gewichtsprobleme, Ödeme, Muskelschwäche, Lethargie	Atemlähmung, beeinträchtigte Herzfunktion
Kobalt	Appetitverlust, Gewichtsabnahme, Blutarmut (perniziöse Anämie – Kobalt ist wichtiger Bestandteil von Vitamin B_{12})	Schädigung des Herzmuskels
Magnesium	Schlaflosigkeit, Nerven- und Herzprobleme, Magen-Darm-Erkrankungen, Verstopfung, schlechte Kalziumresorption, dadurch nachfolgend Beeinträchtigung wichtiger Stoffwechselschritte	Schläfrigkeit
Molybdän	erhöhtes Krebsrisiko, schlechte Eisenresorption	Durchfall
Natrium	Störung der intrazellulären Puffersysteme	Zink- und Kalziummangel, Übersäuerung
Selen	Abwehrschwäche, erhöhtes Krebsrisiko, Allergien	Gelbsucht, Atemnot, Lähmung der kleinen Blutgefäße
Zink	Schwäche der Bauchspeicheldrüse, Prostataprobleme, Krämpfe, Sehschwäche, Hauterkrankungen, Stimmungsschwankungen	Magen-Darm-Störungen, Blutarmut

Für eine optimale Mineralienversorgung ist es außerdem wichtig zu wissen, welche Stoffe zusätzlich vorhanden sein müssen, damit der Körper das Element in genügender Menge aufnehmen kann. Beispielsweise ist für die Kalziumresorption die gleichzeitige Anwesenheit von Magnesium, Kupfer und Vitamin D erforderlich.

Schüßler-Salze für das Gleichgewicht im Mineralienhaushalt

Gesundheit beruht auf einem ausgeglichenen Mineralienhaushalt, da nur dann alle zellulären Austausch- und Informationsprozesse optimal ablaufen können. Kommt es zu Fehlverteilungen, gerät dieses Gleichgewicht ins Wanken. Allergien sind solche Entgleisungen des Stoffwechsels, die sich als Entzündungen sowie Knochen- und Muskelbeschwerden zeigen und in einem Blutbild in schlechten Werten manifestieren, beispielsweise in erhöhten Entzündungsparametern und Immunglobulinwerten oder veränderter Blutsenkungsreaktion.

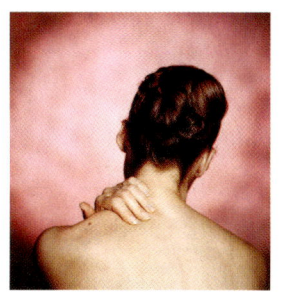

▲ Chronische Muskelbeschwerden und Verspannungen weisen auf eine Fehlverteilung von Mineralien hin.

- Schüßler-Salze sind Mineralien in potenzierter Form, die Fehlverteilungen beheben und so den Mineralienhaushalt des Körpers wieder ins Gleichgewicht bringen (siehe auch Seite 42). Das bildet eine stabile Basis für eine lang anhaltende Gesundheit.

Schüßler-Salze unterstützen Heilungsprozesse

Akute und chronische Krankheitsprozesse verlaufen in mehreren Stadien, von denen jedes bestimmte Charakteristika aufweist. Schüßler-Salze helfen dabei, Heilungsprozesse in Gang zu bringen:

A-Stadium (akutes Stadium) mit Rötungen, Schwellungen, erhöhter Temperatur sowie eingeschränkter Funktion im

Behandlung der wichtigsten Allergien

betroffenen Körperteil, beispielsweise nach einem Insektenstich:
- Ferrum phosphoricum D6, 3 × 1 Tablette/Tag. Dadurch erhöht sich die Sauerstoffaufnahme und es kommt zu einer Beschleunigung aller sauerstoffabhängigen Stoffwechselprozesse.
- Bei Fieber Cadmium sulfuricum D30, 3 × 5 Globuli/Tag.

B-Stadium (chronisches, verschlepptes Stadium) mit Gewebezerfall, hohem Fieber, brandigem, zunehmendem Vitalitätsverlust, beispielsweise bei fortgeschrittener Neurodermitis mit infizierten Stellen:
- Kalium phosphoricum D3, alle 3 Minuten 1 Tablette + homöopathisches Antibiotikum Lachesis D12, Echinacea D5 und Pyrogenium D15, 3 × täglich von jedem 5 Globuli.

C-Stadium (Entgiftungsstadium), erkennbar an der weiß belegten Zunge:
- Kalium muriaticum D3, 3 × 1 Tablette/Tag, unterstützt die Ausscheidung, entfernt Gifte und Schlacken. Die weiß belegt Zunge deutet auf Pilzbefall hin – Behandlung bei Pilzen siehe Seiten 78 und 138.

D-Stadium (Heilungsstadium) mit eitrig-schleimigen Absonderungen, gelb-braunem Zungenbelag und Müdigkeit:
- Kalium sulfuricum D4, 3 × 1 Tablette/Tag (unterstützt den Abheilungsprozess) + Mercurius solubilis D4 und Hepar sulfuris D6, von jedem 3 × 1 Tablette/Tag, zusätzlich
- bei gelbem Eiter/Schleim Staphylococcus Injeel, 1 Ampulle/Tag, bei grünem Eiter/Schleim Streptococcus viridans Injeel 1 Ampulle/Tag.

Die folgende Liste gibt Ihnen einen Überblick über die Schüßler-Salze und ihre wichtigsten Awendungsgebiete. Im Akutfall erfolgt die Einnahme 1 × täglich, ansonsten 2 × wöchentlich 6 Wochen lang.

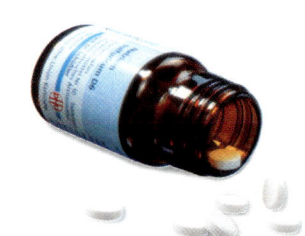

▲ Schüßler-Salze gibt es als Tabletten, Globuli sowie als Salben.

Allergien vorbeugen mit Mineralstoffen

Schüßler-Salze stärken den gesamten Organismus

Schüßler-Salz	Dosierung pro Tag	Wirkungen
Nerven		
Natrium muriaticum D6	3 × 5 Globuli	Entgiftung
Kalium phosphoricum D3	3 × 1 Tablette	Bei Gedächtnisschwäche, Ängstlichkeit, Platzangst, Mangel an Willenskraft; Entgiftung;
Silicea D4	3 × 1 Tablette	Unterstützt die Leitfähigkeit der Nerven; Aufbau von Bindegewebe
Natrium phosphoricum D6	3 × 1 Tablette	Beseitigt Schlacken, unterstützt die Galle
Magnesium phosphoricum D4	3 × 1 Tablette	Bei Schlaflosigkeit, innerer Unruhe; gegen Krämpfe, Blähungen, Verstopfung
Natrium muriaticum D12	2 × 5 Globuli	Bei Nervenschwäche und Verstopfung
Blut		
Calcium phosphoricum D4	3 × 1 Tablette	Wichtig für die Bildung der roten Blutkörperchen, unterstützt den Eiweiß-Stoffwechsel
Natrium muriaticum D12	2 × 5 Globuli	Entgiftung
Kalium muriaticum D4	3 × 1 Tablette	Schwemmt Wasser mit Schadstoffen aus, verdünnt das Blut, wirkt gegen Schwellungen
Kalium phosphoricum D12	2 × 5 Globuli	Wichtig für die Bildung der roten Blutkörperchen
Ferrum phosphoricum D4	3 × 1 Tablette	Unterstützt die Sauerstoffübertragung

Behandlung der wichtigsten Allergien

Schüßler-Salze stärken den gesamten Organismus (Fortsetzung)

Schüßler-Salz	Dosierung pro Tag	Wirkungen
Natrium phosphoricum D12	3 × 5 Globuli	Unterstützt Fettverbrennung und Entsäuerung
Natrium sulfuricum D4	3 × 1 Tablette	Stärkt die Leber, regt den Darm an
Kalium sulfuricum D4	3 × 1 Tablette	Stärkt die Leber, unterstützt den Kohlenhydrat-Stoffwechsel
Knochen, Zähne		
Calcium phosphoricum mit Symphytum D3	3 × 1 Tablette	Wichtig bei Brüchen und zur Knochenbildung
Calcium fluoratum D6 und Calcium phosphoricum D4	je 3 × 1 Tablette	Fördert die Härte von Knochen und Zähnen
Natrium muriaticum D12 und Silicea D4	3 × 5 Globuli bzw. 3 × 1 Tablette	Bei Zahnschmerzen
Muskeln, Bänder		
Ferrum phosphoricum D4	3 × 1 Tablette	Aktiviert den Kohlenhydrat-Stoffwechsel, beseitigt Muskelermüdung, wichtig für Blutaufbau
Kalium sulfuricum D4 und Kalium muriaticum D3	je 3 × 1 Tablette	Neubildung von Muskelzellen, stärkt die Nierenfunktion
Kalium phosphoricum D3	3 × 1 Tablette	Bei Lähmung und Muskeldystrophie
Magnesium phosphoricum D3	3 × 1 Tablette	Wirkt entkrampfend, wichtig für die Muskeltätigkeit
Calcium fluoratum D12	3 × 5 Globuli	Für die Elastizität der Bänder

Allergien vorbeugen mit Mineralstoffen

Schüßler-Salz	Dosierung pro Tag	Wirkungen
Silicea D4	3 × 2 Globuli	Für straffes Bindegewebe, wirkt vorzeitigem Altern entgegen
Haut, Haare, Nägel		
Natrium carbonicum D3	3 × 2 Tabletten	Bei schuppender Haut
Kalium sulfuricum D6	3 × 1 Tablette	Bei Krankheiten wie Scharlach und Masern, bei Allergieerscheinungen auf der Haut
Kalium fluoratum D12 mit Antimonium crudum D4	3 × 5 Globuli bzw. 3 × 1 Tablette	Bei übermäßiger Verhornung der Haut
Silicea D4	3 × 1 Tablette	Bei Haarausfall
Silicea D4 und Calcium fluoratum D10	3 × 1 Tablette bzw. 3 × 5 Globuli	Bei spröden Haaren und brüchigen Nägeln
Silicea D4 und Natrium muriaticum D12	3 × 1 Tablette bzw. 3 × 5 Globuli	Bei Haarausfall und Kopfschmerzen
Drüsen		
Magnesium phosphoricum D4	3 × 2 Tablette	Regt die Darmtätigkeit an
Kalium muriaticum D12	3 × 5 Globuli	Entgiftung, auch nach Impfungen
Natrium muriaticum D12	3 × 5 Globuli	Entgiftung von Metallen
Natrium phosphoricum D12	3 × 5 Globuli	Beseitigung pathogener Eiweißverbindungen aus der Lymphflüssigkeit
Calcium fluoratum D12	3 × 5 Globuli	Gegen geschwollene Drüsen

Anhang

Infos für Therapeuten

„Kur" bei Pilz- und Parasitenbefall

Maßnahme	Wirkstoff	Dosierung/Tag, Dauer
Pilze vernichten	Nystatin (ohne Konservierungsstoffe)	2 × 1 Tablette, 10–20 Tage
Milieu verändern	Borax D4 Petroleum D6 Terebinthina D6	3 × 1 Tablette 3 × 10 Tropfen 3 × 5 Globuli
Unterstützung von Leber, Niere und Lymphe	Hepagalin Heparanox	3 × 1 Tablette 3 × 20 Tropfen
Vernichtung der Parasiten	Metronidazol (Einzeller) Mebendazol (größere Parasiten) oder Rizol (35 g Rizol-Rohstoff, 5 g Nelkenöl, 5 g Wermutöl, 5 g Walnussöl)	2 × 1 Tablette, 3 Tage lang 2 × 1 Tablette, 3 Tage lang 1 Tropfen, bei Verstopfung 5–10 Tropfen, 3–6 Monate lang

Präparate für Aufbau der Darmflora nach Colon-Hydrotherapie

Präparat	Dosierung/Tag, Dauer	Wirkungen
Mucosa comp. (Ampullen)	nach Beipackzettel	Aufbau der Darmschleimhaut
Prob-bio-cult (Laktobakterien, Enterokokken)	2 × 1 Tablette, 7 Tage	Besiedlung des Dünndarms
Colibiogen (Bifidobakterien, Bacteroides, Kolibakterien, Enterobakterien)	2 × 10 Tropfen, 7 Tage	Besiedlung des Dickdarms
Aethiops antimonialis D4	3 × 1 Tablette, mind. 3 Monate	Bei Schmerzen (Kolitis)

Substanzen für Eigenblutspritzen (Auswahl)

	Substanzen	Wirkung
Intravenös	Abrotanum D3, Spigelia D6, Terebinthina D6, Petroleum D6, Borax D4	Antiparasitär
	Chelidonium D3, Taraxacum D3, hepa-loges, uro-loges	Unterstützung von Leber, Galle und Niere
	Lachesis D12	Entzündungshemmung
	Okoubaca D3	Bei Durchfall
	Crotalus D12	Bei Kolitis mit Blutung
	Antimonium crudum D4	Bei Kolitis mit Schleim
Intramuskulär	Coenzyme composita (Heel), Ubichinon composita, Thymus wala GL D5 mit einem Tropfen i.v. Blut potenziert (10 × schütteln)	Säuberung der Zellen

Homöopathika als „Situationsmittel"

Akute Allergie	Calcium sandoz 10 ml und Magnesium verla 10 ml zusammen trinken (diese Mischung geht auch als Einlauf), zusammen mit Cuprum D6 1 × 3 Tabletten
Entzündungen und Allergie	Gleichzeitig Lachesis D12 oder D30, IgE D800, IgA D2 oder D3, IgM D2 oder D3
Juckreiz	Histamin D30 oder D200 oder Histaminum Injeel 1 Ampulle/Tag spritzen oder trinken
Atemnot	Gleichzeitig alle 10 Minuten: Cuprum D6 1 Tablette, Histamin D30 5 Globuli, Calcium carbonicum D2 1 Tablette, Mephites D4 5 Globuli; diese Mischung kann auch gespritzt werden
Fließschnupfen	Cepa D4 3 × 5 Globuli/Tag
Niedriger Blutdruck	Gleichzeitig Veratrum album Dil. D4 und Arnika Dil. D12 (gemischt zu gleichen Teilen/Apotheke); zur Vorbeugung morgens Rubelith D10 1 × 10 Tropfen

Anhang

Behandlung von Heuschnupfen

Präparat	Dosierung
Allgemeinbehandlung mit Erb-Nosoden	
Luesinum D30 oder Luesinum D200 zusammen mit	3 × 5 Globuli/Tag bzw. 1 × 5 Globuli/Woche
Medorrhinum D30 oder Medorrhinum D200	3 × 5 Globuli/Tag bzw. 1 × 5 Globuli/Woche
Vorbeugung je nach Allergieneigung	
Gräser D800	1 × 5 Globuli/Tag
Haselnuss D600	1 × 5 Globuli/Tag
Birke D400	1 × 5 Globuli/Tag
Akutfall (alle Mittel gleichzeitig)	
Histaminum D30 oder	alle Viertelstunde 5 Globuli oder
Histaminum Injeel Ampullen (Fa. Heel)	1 Ampulle in ein Glas Wasser, davon jede Viertelstunde einen Schluck trinken
Calcium carbonicum D2	alle Viertelstunde 1 Tablette
Magnesium Tonil mit Vitamin E	täglich morgens 1 Kapsel
Cuprum metallicum/aceticum D6	3 × 1 Tablette/Tag
Leukotriene D900	2 × 5 Globuli/Tag

Behandlung bei Neurodermitis und anderen Hautproblemen

Präparat	Dosierung/Tag	Hinweise
Allgemeinbehandlung (alle Mittel gleichzeitig)		
IgM D3	3 × 5 Globuli	
IgA D2	3 × 5 Globuli	
IgE D800	1 × 5 Globuli	
Cholesterinum D6	3 × 1 Tablette	Stärkt bei Patienten, die auf cholesterinhaltige Nahrung (Eier, Butter) verzichten, die Zellmembranen

Infos für Therapeuten

Präparat	Dosierung/Tag	Hinweise
Unterstützung der Verdauungsorgane (alle Mittel gleichzeitig)		
Manganum D4	3 × 1 Tablette/Tag	
Magenmittel	(siehe Seite 64)	
Pankreasmittel	(siehe Seite 65)	
Durchfall, Kolitis		
Aethiops antimonialis D6	3 × 5 Globuli bzw. 3 × 1 Tablette	
Arsenicum album D30	1 × 5 Globuli	
Arsenicum jodatum D12	3 × 5 Globuli	
Offene Stellen, Eiterungen, Entzündungen		
Hepar sulfuris D6	3 × 1 Tablette	Bei Eiterungen
Mercurius solubilis D6	3 × 1 Tablette	Bei Eiterungen
Mercurius bijodatus D4	3 × 1 Tablette	Bei Eiterungen
Lachesis D12	3 × 5 Globuli	Entzündunshemmend
Streptococcus viridans Injeel	1 × 1 Ampulle	Bei grünem Eiter
Streptococcus haemolyticus D6	3 × 1 Tablette	Bei grünem Eiter und Halsweh
Staphylococcus Injeel	1 × 1 Ampulle	Bei gelbem Eiter
Staphylococcus aureus D6	1 × 1 Ampulle	Bei gelbem Eiter
Rissige Haut		
Antimonium crudum D4	3 × 1 Tablette	
Rötungen, Flecken		
Sabadilla D6	3 × 5 Globuli	
		Wenn die Flecken rot und begrenzt sind, ist dies Hinweis auf einen Pilzbefall. Hier empfiehlt sich die Pilzkur, siehe Seiten 78 und 138

Anhang

Behandlung bei Neurodermitis und anderen Hautproblemen (Forts.)

Präparat	Dosierung/Tag	Hinweise
Bläschen (alle Mittel gleichzeitig)		
Histamin D200	1 × 5 Globuli	
Mischung aus Ranunculus bulbosus D12, Mezereum D6, Apis D4, Rhus toxicodendron D12	3 × 10 Tropfen	
Herpes simplex Injeel Nosode	1 × 1 Ampulle	
Causticum D6	3 × 5 Globuli	Bei Bläschen, die nach Sonneneinstrahlung auftraten
Psychische Harmonisierung bei Mutter* und Kind		
Bach-Blüten oder Kalifornische Buschblüten/ Orchideen	5–10 Tropfen	3–5 Blütenessenzen kann man zusammen geben; in 1 Glas warmes Wasser, schluckweise trinken

* Besonders die Mütter von Neurodermitiskindern stehen unter großem Stress.

Behandlung bei Asthma

„Notmischung": Mephites D3, Glonoinum D4, Cuprum metallicum D6, Blatta orientalis D2 zu gleichen Teilen mischen und 20 Tropfen dieser Mischung in einem Glas Wasser auflösen. Diese Mischung wird bei einem akuten Asthmaanfall alle 5 Minuten eingenommen. Die gleiche Mischung hat sofortigen Erfolg, wenn sie i.v. verabreicht oder zwischen den 3. und 4. Halswirbel injiziert wird.

Damit der Heilungsprozess in Bewegung gerät, kann alternativ auch Cortisonum D6 i.v. gespritzt werden mit gleichzeitiger Einnahme der genannten „Notmischung" in einer Hochpotenz.

Wenn der Patient schwer atmet und kein Heilungsfortschritt erkennbar ist, empfiehlt sich Einnahme von Jodum D12 (2 × 5 Globuli/Tag); alternativ kann Jodum D12 i.m. gespritzt werden.

Um das Gleichgewicht wichtiger Ionen im Körper wiederherzustellen, beispielsweise zum Abschwellen, verwende ich Procain i.m. + Apis D4 + Kalium muriaticum D6

Chinone* zur Aktivierung des Stoffwechsels

Substanz	Dosierung	Hinweise
Ubichinon D10	3 × 5 Globuli/Tag	Reguliert den Stoffwechsel
Glyoxal D30 und höher	1 × 1 Ampulle/Tag	Bindet schädliche Aminogruppen
Methylenglyoxal D30	1 × 1 Ampulle/Tag	Bindet Toxine
Hydrochinon ab D12	1 × 1 Ampulle/Tag	Bei Hautausschlägen, Asthma, Herzbeschwerden und Konzentrationsschwäche
Parabenzochinon Injeel	1 × 1 Ampulle/Tag	Bei Nahrungsmittelallergie, Multipler Sklerose, Polio, Eiweißvergiftungen, Impf- oder Frischzellenschäden
Anthrachinon D6	3 × 5 Globuli/Tag	Bei Verstopfung, Bluthochdruck, Durchfall, Neurodermitis (Hautjucken bei Bettwärme)
Ubichinon D6	1 × 1 Ampulle/Tag trinken oder spritzen	Bei Fettstoffwechselstörung, nächtlichem Husten und Blasenschwäche
Naphthochinon D12	1 × 1 Ampulle/Tag trinken	Bei Magen-Darm-Trägheit, chronischer Nierenentzündung mit Eiweißausscheidung, Prostatabeschwerden
Chinhydron D30	1 × 1 Ampulle/Woche trinken	Aktiviert das zentrale Nervensystem bei Viruserkrankungen und Schwermetallausscheidung. Der Reinigungseffekt ist sehr stark, Vorsicht bei Kindern. Als Nebenwirkung kann es zu Blutungen kommen.
Methylenblau ab D15	1 × 1 Ampulle/Woche trinken	Bei Hautausschlägen, Juckreiz und zur Nervenregeneration

* Das geeignete Chinon am besten mit EAV oder Kinesiologie (siehe Seite 89) austesten.

Anhang

Adressen, die weiterhelfen

Dr. Vera Rosival
Zentrum für Naturheilkunde –
Seminare für Therapeuten
Windeckstraße 80
81375 München
Telefon 089/7 19 15 37
Fax 089/71 78 26

Ärzte und Heilpraktiker, die nach dem 3-Stufen-Programm behandeln und über Colon- sowie Detox-Geräte verfügen:

Dr. med. Til Steinmeier, Facharzt
Colonnaden 51
20354 Hamburg
Telefon 040/35 71 11 64
Fax 040/35 71 21 83
www.dr-Steinmeier.de

Dr. med. Bernhard Päßler, Facharzt
Brinkstraße 16
46325 Borken
Telefon 02861/6 50 44

Alfredo Dumitrescu, Arzt
Frankfurter Straße 65
53773 Hennef
Telefon 02242/90 99 61
Fax 02242/86 72 95
www.dumitrescu.de

Petra Rosival, Heilpraktikerin
Windeckstraße 80
81375 München
Telefon 089/72 48 89 47
Fax 089/71 78 26
www.pythorea.de

Andrea Waizenegger-Ott, Heilpraktikerin
Schanzenbachstraße 17
81371 München
Telefon 089/7 21 21 22

Marco Capellini
Baarerstrasse 38
CH-6300 Zug
Telefon 0041/41/7 10 43 56
www.marco-capellini.ch

Colon-Hydro-Therapie
Herrmann Apparatebau
Dieselstraße 8
63839 Kleinwallstadt
Telefon 06022/6 58 13
www.h-a-b-gmbh.de

Detoxikation
Body Detox AG
Artmann Vertrieb GmbH
Hohenriedstraße 40
93455 Traitsching
Telefon 09467/71 03 57
 www.artmann-vertrieb.de

Eichotherm-Behandlungsmethode
Eichotherm Helmut Eich
Uhlandstraße 7
72793 Pfullingen
Telefon 07121/7 24 41
www.eichotherm.de

Stuhluntersuchungen
Labor Dres. Hauss
Postfach 1207
24332 Eckernförde
Telefon 04351/71 26 81
Fax 04351/71 26 83
www.hauss.de

Apotheken
Stadt-Apotheke (Homöopathie,
Nelkenkapseln, reines Nystatin, Rizol u. a.)
Am Stein 2
85049 Ingolstadt
Telefon 084/1 73 80

Asam Apotheke (Homöopathie, Nelkenkapseln, Rizol, reines Nystatin):
Sendlinger Straße 37
80331 München
Telefon 089/26 30 90
Fax 089/26 50 37
www.asam-apo.de

Blumenau-Apotheke (spezielle homöopathische Mischungen gegen Allergien allgemein und Heuschnupfen):
Terofalstraße 4
80689 München
Telefon 089/70 19 51
Fax 089/74 02 92 82
www.blumenau-apotheke.de

Literatur

Emoto, M.: Wasserkristalle. Koha-Verlag 2002

Klinghardt, D.: Lehrbuch der Psychokinesiologie, Institut für Neurobiologie, Stuttgart 2002

Rosival, V.: Hyperaktivität natürlich behandeln, Gräfe und Unzer, München 1995

Rosival, V.: Migräne natürlich behandeln, Gräfe und Unzer, München 1996

Rosival, V.: Homöopathie – Konstitutionsmittel in Karikaturen, Dr. Vera Rosival Verlag, München 2003

Rosival, V.: Wegweiser zur Naturheilkunde, Dr. Vera Rosival Verlag, München 2005

Rosival, V.: Hausapotheke in Bildern, Dr. Vera Rosival Verlag, München 2005

Register

A-Stadium 133
Abbaustoffwechsel 26
Abdomilon 126
Abführmittel 75
Abrotanum 64, 80, 139
Acidum phosphoricum 65
Aconitum 120
Aethiops antimonialis 84, 138, 141
Agaricus 104
Agrimony 92
Ähnlichkeitsprinzip 66, 114, 130
Aids 20
Akupressur 109
 bei Heuschnupfen 112
Akupunktur 109
Alfalfa 64
Alkalose 32
Alkoholdehydrogenase 78
Alkoholumschlag 119, 126
Allergenmenge 21
Allergie(n)
 Behandlung, mit Vitamin A und D 46
 echte 13, 17
 Vorbeugung 131
Allergiepunkt, am Ohr 109, 112
Allergietests 18
Allergiezeichen 12
 typische 17, 21, 114
Allium-ursinum-Urtinktur 69
Aloe 77, 127
Aluminium 47, 130
Aluminum 76, 104
Amalgamplomben 50
Ambra 104
Amethyst 99, 102
Aminosäuren 27
 potenzierte 67

Ammoniak 31
Ammonium
 bromatum 121
 carbonicum 121
 causticum 120
 chloratum 120
 jodatum 121
Amyloid 41
Anabolismus 26
Anacardium 64
Anthrachinon 143
Antibiotika 47, 73
Antigene 14, 16
Antikörper 14, 17
Antimonium crudum 137, 139, 141
Apis 113, 124, 142
Aqua calcarea 117
Aralia 120
Aralia-Tabletten Nestmann 122
Aranea avicularis 76
Arbeitsmilieu 28, 68
Argentum metallicum 104
Argentum nitricum 120
Arnika 124
Arnika Dil. 139
Arsenicum album 77, 104, 127, 141
Arsenicum jodatum 141
Artemisia cina 64
Arthrose 41
Arum triphyllum 104
Ascorbinsäure 44
Aspen 92
Asthma, Behandlungsplan 142
Asthmaanfall, akuter 119, 142
Atemwegserkrankungen, Rolle des Darms 72
Aufbaustoffwechsel 26
Auslöser, von Allergien 12, 14

Ausschläge 35
Autoimmunerkrankungen 20
Azidose 32

B-Stadium 134
Baby, Schutz vor Allergien 19
Bach-Blüten 90 ff., 142
Bactoflor 74
Bakterien, des Darmtrakts 37, 72 f.
Ballaststoffe 37, 118
Basenbäder 107
Basenflut 30
Bauchhirn 38
Bauchkrämpfe 126
Bauchspeicheldrüse 30
Beech 92
Belladonna 104
Berberis 64
Bergamotte 107
Bernstein 101
Betahydroxybuttersäure 125
Bewegungsprogramm 106
Bio-Anbau 59
Biotin 45
Birke 140
Birkenblättertee 69
Bitteres 60
Blatta orientalis 142
Blei 47, 129 f.
Blockaden 38, 48
 psychische 53
Blut
 pH-Wert 32
 Stärkung mit Schüßler-Salzen 135
Blutbild, schlechtes 133
Blutgerinnung 44
Borax 138 f.
Botenstoffe 21, 114

146

Register

Bryonia 121
Bufo rana 121
Bullrich's Vital
   Wellnessbad 107

C-Stadium 134
Cadmium 47, 129 f.
Cadmium sulfuricum 134
Cajeputum 65
Calchedon 102
Calciferol 44
Calcium
   carbonicum 70, 117, 124, 139 f.
   fluoratum 70, 136 f.
   jodatum 70
   phosphoricum 70, 135 f.
   sandoz 139
   silicicum 70
   sulfuricum 70
Causticum 142
Cefabronchin 122
Centaurium erythraea 64
Centaury 92
Cepa 113, 139
Cerato 92
Chakren 98
   und Düfte 107
Chakrenatmung 99
Chakrensteine 99
Chelidonium 77, 127, 139
Cherry plum 92
Chestnut bud 93
Chi 48, 98
Chicory 93
Chinhydron 143
Chinone 45, 128
   zur Stoffwechselaktivierung 143
Cholesterin 35
Cholesterinum 140
Chrysopras 101
Citrin 101
Clematis 93
Cobalamin 45
Coccus cacti 120

Coenzym Q10 45, 128
Coenzyme composita 139
Colibiogen 74, 138
Colon-Hydrotherapie 81, 128
   Aufbau der Darmflora 138
   Farbtherapie 130
Condurango 64
Corallium rubrum 120
Coriander 69
Cortisol 35
Cortison 35, 116, 119
Cortisonum 117, 124, 142
Crab apple 93
Crotalus 139
Cuprum 139
   aceticum 70, 140
   arsenicosum 121
   metallicum 70, 76, 120, 140, 142
Curcuma 76

D-Stadium 134
Darm
   Oberfläche 73
   pH-Wert 31
Darmentzündung 22, 84 *siehe auch* Kolitis
Darmflora 37
   Präparate 74, 138
   Zusammensetzung 72
Darmperistaltik 72, 75
   Anregung 37, 62
Darmspülung 81 *siehe auch* Colon-Hydrotherapie
Darmsteine 81
Darmträgheit, Maßnahmen 62
Datisca 65
DETOX-Gerät 129
Dickdarm 4 109, 112
Dioscorea 64
Disharmoniezustände 91
Drosera 120
Drüsen, Särkung mit Schüßler-Salzen 137
Dulcamara 121
Dünndarm 3 88

Dünnhäutigkeit 115
Durchfall 126
   naturheilkundliche Mittel 77
Dysbiose 37, 74

Echinacea 134
Edeltopas 101
Eichhornia 65
Eichotherm-Methode 84
Eigenbluttherapie 84
   Substanzen 139
Einfachzucker 33
Einläufe 75
Einzelmittel 67
Eisen 42, 129
Eiweiß(e)
   körpereigene 27 f.
   tierisches 41
Eiweißgehalt, verschiedener Nahrungsmittel 41
Eiweißlieferanten 28, 41
Eiweißstoffwechsel 27
Elektroakupunktur nach Voll 18, 51, 67
Elm 93
Energiefluss, gestörter 48, 51
Energieverlust, während des Schlafes 51
Energiezentren 98
Entgiftungsstadium 134
Entsäuerung 68
Entsäuerungstee 69
Entzündungszeichen 13, 123, 133
Erb-Nosoden 114, 140
Ernährung, Einfluss auf das Immunsystem 15, 39
Ernährungsumstellung 58
Erstverschlimmerung 67
Essigumschlag 124
Eucalyptus 65
Eucerinum anhydricum 117
Eugenia jambos 65
Eukalyptus 107

Falkenauge 102

Anhang

Farbtherapie, Unterstützung der Colon-Hydrotherapie 130
Fehlverteilung von Mineralstoffen 131
Fernet Branca 126
Ferrum phosphoricum 134 ff.
Fettstoffwechsel 34
Fleischkonsum 41
　bei Neurodermitis 118
Folsäure 45
Fresszellen 16
Frühstück während Stufe 1 61
Fruktose 33
Fruktose-Intoleranz 23
Fungizide 47
Fuselalkohole 78
Fußpilz 79

Galle, Anregung 76
Gallengänge, Krämpfe 75
Gentian 93
Gentiana lutea 64
Germanium 132
Gesundheitsblockaden 48
Getränke, bittere 60
Gewürze, scharfe 79
Gifte
　Ausleitung 129
　Einfluss auf Immunsystem 47
　körperliche Hinweise 130
Glaubenssätze
　einschränkende 105
　positive 88
Gleichgewicht im Stoffwechsel 26
Glonoinum 142
Glukose 33
Glykogen 33
Glyoxal 143
Gorse 94
Granat 100
Graphites 104, 108
Gräser, potenzierte 140
Grindelia 121 f.
Grundnährstoffe 27

Haare, Stärkung mit Schüßler-Salzen 137
Hakenwürmer 128
Hämatit 100
Harnsäure 30
Harpagophytum 64
Haselnuss 140
Haushaltszucker 33
Haut
　pH-Wert 32
　Stärkung mit Schüßler-Salzen 137
　Rolle von Cholesterin 35
Hautpflege 15
Hautprobleme, Behandlung 140 f.
Heather 94
Heilerde 77
Heilungsprozess, Unterstützung 133
Heilungsstadium 134
Helicobacter pylori 36
Helleborus niger 104
hepa-loges 139
Hepagalin 138
Hepar sulfuris 134, 141
Heparanox 85, 138
Herbizide 47
Herpes simplex Injeel Nosode 142
Heuschnupfen 112
　Behandlungplan 140
　Vorbeugung 140
Heuschnupfenmittel DHU 113
Hevert Allergia 113
Histamin 15, 17, 21, 32, 109, 114, 117, 123 f., 139, 142
Histaminum Injeel 139 f.
Holly 94
Homöopathie 66
　zur Anregung der Verdauung 60, 64 f.
　bei Atemwegsproblemen 120
　bei Durchfall 127
　zum Entsäuern 70
　bei Hautproblemen 117

bei Heuschnupfen 113
bei Insektenstichen 124
für die Psyche 103 f.
als Situationsmittel 139
als Substitutionsmittel 109
Homöopathisches Arzneibuch (HAB I) 67
Honey suckle 94
Hornbean 94
Hyaluronidase 108
Hydrochinon 143
Hypervitaminosen 43, 46

Ignatia 104
Immundefizienz 20
Immunglobuline 17
　potenzierte 109, 139 f.
Immunität 17
Immunschwäche 20
Immunsuppressiva 16, 20, 116
Immunsystem des Darmes 74
Impatiens 94
Impfungen 15
Insektenstich(e) 47, 123 ff., 134
　Vorbeugung 125
Insektizide 47
Insektizide composita 123
Insektizide Injeel 123
Ipecacuanha 121
Isothiocyanate 62

Jaborandi 65
Jade 101
Jasmin 107
Jaspis 100
Jod 42
Jodum 142
Juckreiz 116

Kaffeekohle 75
Kaffeesalz 75
Kalium 42, 132
　arsenicosum 117
　bichromicum 121
　carbonicum 122
　fluoratum 137

148

Register

jodatum 122
muriaticum 134 ff., 142
phosphoricum 134 ff.
sulfuricum 134, 136 f.
Kalzium 42, 131, 132
Karneol 100
Katabolismus 26
Kinesiologie 18, 89
Klopftechniken 105
Knochen, Stärkung mit
   Schüßler-Salzen 136
Kobalt 132
Kohlekompretten 77, 126
Kohlenhydratlieferanten 33
Kohlenhydratstoffwechsel 32
Kolibakterien 77
Kolitis 84, 116, 138 ff. *siehe auch* Darmentzündung
Komplexmittel 67
Konflikt, emotionaler 105
Konstitutionsmittel 67, 108
Kopfhirn 38
Krankheitsprozesse 133
Kräuterbitter 126
Krebsbett 51
Kreuzallergien 12
Kuhmilch 58, 118 *siehe auch* Milch
Kunstdünger 47
Kunzit 101
Kupfer 42, 133
Kur, bei Pilz- und Parasitenbefall 138
Kürbiskernöl 63

Lachesis 104, 124, 134, 139, 141
Laktose-Intoleranz 23
Lapislazuli 102
Larch 95
Lavendel 107
Lebensmittel-Zusatzstoffe 21, 40
   Verzicht bei Allergien 59

Leber, Rolle im Fettstoffwechsel 34
Leberwickel 107
Ledum 124
Leukotriene 21, 114, 140
Lobelia inflata 122
Lotus 107
Luesinum 140
Lymphdrainage 83
Lymphomyosod 85
Lymphozyten 17

Magen, pH-Wert 30
Magenmittel 64, 141
Magnesium 42, 132, 133
   carbonicum 70
   chloratum 70
   muriaticum 70
   phosphoricum 70, 76, 135 ff.
   Tonil 140
   verla 139
Mangan 42
Manganum 141
Mastzellen 17, 21, 114
Mebendazol 138
Mediacago sativa 64
Medikamente
   Einfluss auf Darmflora 73
   Einfluss auf Immunsystem 47
Medorrhinum 140
Mengenelemente 42
Menyanthes 65
Mephites 120, 139, 142
Mercurius
   bijodatus 141
   solubilis 134, 141
Meridiane 48
Methylenblau 143
Methylenglyoxal 143
Metronidazol 138
Mezereum 124, 142
Mikroflorana 74
Milch 23, 58, 131 *siehe auch* Kuhmilch
Milchunverträglichkeit 23

Mimulus 95
Mineralstoffe 42
   Allergievorbeugung 131
   Gleichgewicht 42
Minze 107
Mirfulan-Salbe 117
Mittagessen während
   Stufe 1 61
Molybdän 132
Mondstein 100
Monosaccharide 33
Moschus 104
Mucosa comp. 138
Mundbatterie 49
Muskeln, Stärkung mit
   Schüßler-Salzen 136
Muskeltest 89, 105
Mustard 95

Nägel, Stärkung mit Schüßler-Salzen 137
Nagelpilze 79
Naphthochinon 143
Narben, Selbstbehandlung 48
Natrium 42, 132
   arsenicum 70
   carbonicum 70, 137
   crudum 107
   muriaticum 71, 113, 135 ff.
   nitricum 71
   phosphoricum 71, 135 ff.
   silicicum 71
   sulfuricum 71, 76, 136
Natriumsalze 69
Nelke (Gewürz) 79
Nelkenkapseln 79 f., 85, 145
Nelkenöl 107, 138
Nerven, Stärkung mit
   Schüßler-Salzen 135
Netzfreischalter 52
Neuraltherapie 108
Neurodermitis 115, 134
   Behandlungsplan 140 f.
Niacin 45
Nickel 130
Nieren-Chi 118

149

Anhang

Notfalltropfen 91
Notmischung bei Asthma
  122, 142
Nux vomica 65, 76, 104
Nystatin 138

Okoubaca 139
Olibanum 107
Olive 95
Opium 76
Osteoporose 41
Oxalatsalze 131

Pancreas GL 127
Pankreas 30 *siehe auch*
  Bauchspeicheldrüse
Pankreasmittel 65, 141
Pantothensäure 45
Parabenzochinon Injeel 143
Parasiten 22, 79, 128
  Behandlung 138
  Selbstbehandlung 80
  Symptome 80
Peptide 27
Pestizide 47
Petroleum 138 f.
Pflanzenextrakte 66
Pflastertest 18
pH-Wert 29
Phoenix-tartarus-Tropfen 76
Phosphorus 104, 120
Phyllochinon 44
Phytansäure 59
Phytotherapeutika zur
  Anregung der Verdauung 63
Phytotherapie 66
Pilze 31, 34
  Behandlung 138
  Selbstbehandlung 78
  Symptome 78
Pine 95
Plantago 124
Plomben 49
Plumbum-phoenix-Tropfen 76
Pollen, potenzierte 113 f.
Polypeptide 27

Polysaccharide 33
Potenzierung 66
Präparate, für eine gesunde
  Darmflora 74
Prob-bio-cult 138
Procain 48, 108, 142
Provitamin A 46
Pseudoallergien 21
Psyche, Einfluss auf das
  Immunsystem 15
Psychokinesiologie 105
Puffersysteme im Blut 32
Pyridoxin 45
Pyrogenium 134

Quarkumschlag 124
Quarz 102
Quecksilber 50, 129 f.

Radikalenfänger 128
Ranunculus bulbosus 142
Reaktionen, verkehrte 87
Red chestnut 96
Redoxpotenzial 49
Rescue Remedy 91
Retinol 44
Revers-Blockade(n) 53, 87
  Handstellung 88
Rhus toxicodendron 142
Riboflavin 45
Rizinusöl 80
Rizol 85, 128, 138
Rock rose 96
Rock water 96
Rosenöl 107
Rosenquarz 101
Rosmarin 107
Rötungen 12, 17, 35, 115,
  123, 133
Rubelith 139
Rubin 100
Rückfettung, der Haut 15
Rumex 120
Rutengänger 51
Rutilquarz 101

Sabadilla 125, 141
Saccharose 33
Salbei 107
Salbeitee 119
Salben, bei Hautproblemen 117
Salzbäder 107
Sandelholz 107
Saphir 102
Sätze, die gesund machen 87
Sauerkraut 62, 85
Sauermilchprodukte 59
Sauna 107
Saures 60
Säureschutzmantel der Haut
  15, 32
Scharlach 119
Schlafplatz 50 f.
Schlaftabletten 51
Schlüsselsituation 105
Schmalzwickel 119
Schneeflockenobsidian 100
Schröpfmassage 83
Schüßler-Salze 42, 68, 133 ff.
Schwarze Kohle 77
Schwedenbitter 63, 85
Schweinefleisch 118
Schwellungen 12, 17, 21, 69,
  123, 133
  Rolle von Kalzium 59
Scleranthus 96
Sekundenphänomen 48
Selbstvergiftung 37, 72, 74, 77
Selen 131 f.
Senega 122
Sepia 104
Serotonin 38
Silber 50, 130
Silicea 108, 135 ff.
Situationsmittel 109, 139
Smaragd 101
Sodalith 102
Speichel, pH-Wert 29
Spigelia 139
Spongia 120
Sport 106
Spritzmittel 47

150

Register

Spülwasser
  bei der CHT 82, 130
  bei Einläufen 75
Spurenelemente 42
Stadium
  akutes 133
  chronisches 134
Staphylococcus aureus 141
Staphylococcus Injeel 134, 141
Star of Bethlehem 96
Stärke 33
Sticta pulmonalia 122
Stimmungsvitamin 44
Stock bottles 90
Störfelder
  durch Narben 48
  in der Umgebung 50 ff.
Stramonium 104
Streptococcus haemolyticus 141
Streptococcus viridans Injeel 134, 141
Stress 12 f., 15, 20
  Übersäuerung 38
Stromleitungen 52
Stuhlprobe 31, 56, 77
Substitutionsmittel 109
Suggelith 102
Sweet chestnut 97
Symbiose 37
Symphytum 136
Symptom(e)
  einer Allergie 12
  bei Bach-Blütentherapie 90
Symptomverschiebung 109, 116, 119

Tarantula hispanica 104
Taraxacum 65, 77, 127, 139
Tartarus emeticus 121
Teebaumöl 79
Tees bei Neurodermitis 118
Terebinthina 138 f.
Teucrium 121

Thiamin 44, 125
Thymus wala GL 139
Tigerauge 101
Tinctura Amara 63
Tinctura Gentiana 63, 126
Tinnitus 37
Tocopherol 44
Trockenpflaumen 62
Türkis 102
Tyramin 15, 22

Übelkeit 126
Überdosierung von Vitaminen 43
Übersäuerung
  durch künstliches Vitamin C 46
  durch Stress 38
  durch zu viel tierisches Eiweiß 41
Ubichinon 143
  composita 139
Umweltbelastungen, Einfluss auf das Immunsystem 47
Unverträglichkeitsreaktionen 22
Urin, pH-Wert 29
uro-loges 139

Veratrum album Dil. 139
Verdauung stärken 36
Verdauungsbeschwerden 22
Verdauungsorgane 27
Vererbung 13 f.
Vergiftung
  durch Darmbakterien 37, 74
  Nachweis mit Kinesiologie 89
  durch Plomben 49 f.
  mit Schwermetallen 129 f.
  durch Spurenelemente 131
  durch Vitamine 43
Verstopfung 62, 75 f.
Vervain 97

Vine 97
Vitamin(e) 43 ff.
  A 46
  C 46
  D 46, 133
  Q 45
Vitamin-A-Hypervitaminose 46
Vitamin-D-Hypervitaminose 46
Vitaminmangel 20
Vitamintabletten 43
Vitaminvergiftungen 43

Wachstumsvitamin 45
Walnussöl 138
Walnut 97
Wärmflasche 126
Water violet 97
Wermutöl 138
White chestnut 97
Wild oat 98
Wild rose 98
Willow 98
Würmer 79 → Parasiten
Ylang-Ylang 107
Yucca filamentosa 117

Zähne, Stärkung mit Schüßler-Salzen 136
Zahnfüllungen 50
Zahnsanierung 49
Zapper 83
Zeder 107
Zellmembranen 35
Zellulose 33
Zingiber 65
Zink 131 f.
  Rolle im Stoffwechsel 42
Zöliakie 22, 128
Zucker
  Rolle bei Allergien 34
  und Pilzbefall 78
  Verzicht bei Allergien 59
Zuckersucht 61
Zwiebel, bei Insektenstich 124

Impressum

Bibliografische Information der Deutschen Nationalbibliothek
Die Deutsche Nationalbibliothek verzeichnet diese Publikation in der Deutschen Nationalbibliografie; detaillierte bibliografische Daten sind im Internet über http://dnb.d-nb.de abrufbar

© 2007 Karl F. Haug Verlag in MVS
Medizinverlage Stuttgart GmbH & Co. KG.,
Oswald-Hesse-Str. 50, 70469 Stuttgart
Printed in Germany

Programmplanung: Dr. Elvira Weißmann-Orzlowski
Bearbeitung: Sabine Seifert · Satz/Grafik/Lektorat
Umschlaggestaltung und Layout:
CYCLUS · Visuelle Kommunikation
Satz: Sabine Seifert · Satz/Grafik/Lektorat
Druck und Verarbeitung: Westermann Druck
Zwickau GmbH, Zwickau

Gedruckt auf chlorfrei gebleichtem Papier

ISBN 978-3-8304-2242-6   1 2 3 4 5

Bildnachweis:
Umschlagfotos: Getty Images
Fotos im Innenteil:
Deutsche Homöopathie Union: S. 42, 68, 69, 134; Dr. Dumitrescu: S. 80; Dynamic Graphics: S. 4, 10/11; Eigene Bilder der Thieme Verlagsgruppe: S. 18; Eyewire: S. 13; Foto Clip Collection: S. 21, 22, 33, 61, 124; Gettyimages: S. 3; Mechthild Hellermann: S. 116; MEV: S. 7, 106, 110/111, 114; Photo Alto: S. 5, 6, 24/25, 31, 51, 53/54, 74; Photo Disc: S. 23, 28, 46, 50, 118, 133; Norbert Reismann: S. 126; Dr. Vera Rosival: S. 2, 82, 83, 86, 88, 89, 98, 103, 105, 108, 112, 115, 116, 123, 129; Sabine Seifert: S. 1, 16, 17, 27, 57

Wichtiger Hinweis
Das Werk ist urheberrechtlich geschützt. Nachdruck, Übersetzung, Entnahme von Abbildungen, Wiedergabe auf photomechanischem oder ähnlichem Wege, Speicherung in DV-Systemen oder auf elektronischen Datenträgern sowie die Bereitstellung der Inhalte im Internet oder in anderen Kommunikationsdiensten sind ohne vorherige schriftliche Genehmigung des Verlages auch bei nur auszugsweiser Verwertung strafbar.

Die Ratschläge und Empfehlungen dieses Buches wurden von Autor und Verlag nach bestem Wissen und Gewissen erarbeitet und sorgfältig geprüft. Dennoch kann eine Garantie nicht übernommen werden. Eine Haftung des Autors, des Verlages oder seiner Beauftragten für Personen-, Sach- oder Vermögensschäden ist ausgeschlossen.

Sofern in diesem Buch eingetragene Warenzeichen, Handelsnamen und Gebrauchsnamen verwendet werden, auch wenn diese nicht als solche gekennzeichnet sind, gelten die entsprechenden Schutzbestimmungen.